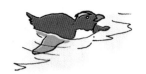

スイスイわかる
放射線治療
物理学

編集

唐澤久美子
東京女子医科大学放射線腫〔瘍〕

西尾　禎治
大阪大学大学院医学系研究科保健〔学専攻〕
医療画像技術科学分野 生体物理工学講〔座〕〔医学〕物理学研究室 教授

小澤　修一
広島がん高精度放射線治療センター 医学物理士長

秀潤社

　「物理，苦手なんだよね」という人は少なくないのではと思います．

　百科事典によれば，"物理学とは，自然科学のなかで，主に無生物界の現象を量的関係として把握し，これを支配する根本法則を数式で表現して数学的に推論することを特徴とするもっとも基本的な部門"とのことです．物の理（ことわり）が理解できる基本法則は素晴らしく，「おもしそうだ」「勉強したい」とは思うのですが，数式が出てきた時点で何となく腰が引けて先に進めなくなり，「ここから先は専門家にお任せしよう」と思ってしまうのが私のような凡人の思考回路です．

　放射線治療には，臨床医学の知識とともに，放射線生物学，放射線物理学の知識が必要です．放射線治療の教科書をつくるにあたって，放射線物理学の部分は，医学物理士や診療放射線技師の資格をおもちの先生方に執筆を依頼しますが，医師や看護師，放射線治療に馴染みのない診療放射線技師などからは，「出だしからむずかしくて理解できない」との声が聞かれたりします．もちろん，物理大好き，大得意で物理学者になろうか迷った医師などもいらっしゃるのは知っていますが，本書は私のような物理の理解が今ひとつ心配な人のために，放射線治療の物理を基本から親しみやすく解説しようと企画した書籍です．

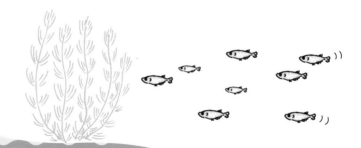

今回，放射線治療物理学の解説で，水の中の生き物たちに登場してもらいました．"スイスイわかるといいな"という期待を込めています．水の中の生き物が解説する図を左ページに配し，右ページではその現象のわかりやすい解説を心がけました．さまざまな魚や水の中に暮らす生き物たちが，身をもって物理現象や，放射線治療物理学の基礎的事項を説明してくれます．数式をなるべく使わず，専門用語を日常の言葉に噛み砕き解説したつもりです．

　苦手意識をもちがちな放射線物理学について，学部学生から，すでに放射線治療に携わっているメディカルスタッフまでが，「絵も可愛いし面白いし，読み物として1冊手元においておきたいな」と思える書籍を目標に制作しました．

　第1章では放射線物理学の基礎を解説，第2章では加速器などの医用放射線発生装置を説明，第3章では放射線治療計画にかかわる用語などを解説し，第4章では放射線の照射法を物理面から解説，第5章では放射線治療の品質管理について医学物理学的な切り口で解説しています．

　本書が，放射線治療にかかわる多くの方々のお役に立つことを願っております．

編者代表
唐澤久美子
東京女子医科大学放射線腫瘍学講座 教授・講座主任

第1章　放射線物理学の基礎

第2章　医用放射線発生装置

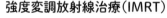

第5章　放射線治療の品質管理

本書では物理をより身近に感じていただくために，理解しやすいと思われる解説を優先している
場合や，比喩などで表現している場合があります．厳密な内容をお知りになりたい方はそれぞれの
物理学の専門書をご覧ください．

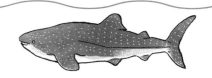

●編集

唐澤久美子	東京女子医科大学放射線腫瘍学講座 教授・講座主任
西尾禎治	大阪大学大学院医学系研究科保健学専攻 医療画像技術科学分野生体物理工学講座 医学物理学研究室 教授
小澤修一	広島がん高精度放射線治療センター 医学物理士長

●執筆者（掲載順）

田中創大	量子科学技術研究開発機構 量子生命・医学部門 量子医科学研究所 研究員
西岡史絵	京都第二赤十字病院放射線治療科 博士（理学）/ 医学物理士
黒河千恵	順天堂大学保健医療学部診療放射線学科 准教授/ 医学物理士
松崎有華	元・神奈川県立がんセンター物理工学科 博士（工学）
中村哲志	国立がん研究センター中央病院放射線品質管理室 医学物理専門職
西尾禎治	前掲
角谷倫之	東北大学病院放射線治療科 助教
三浦英治	広島がん高精度放射線治療センター 医学物理士
熊﨑 祐	埼玉医科大学国際医療センター放射線腫瘍科 講師/ 医学物理士
恒田雅人	東京女子医科大学医学部放射線腫瘍学講座 助教/ 医学物理士
石原佳知	日本赤十字社和歌山医療センター放射線治療部医学物理課 博士（医学）/ 医学物理士
河原大輔	広島大学病院放射線治療科 病院助教/ 医学物理士
小澤修一	前掲
椎木健裕	山口大学大学院医学系研究科放射線腫瘍学講座 講師/ 博士（工学）
中村光宏	京都大学大学院医学研究科人間健康科学系専攻情報理工医療学講座 医学物理学分野 准教授

第 1 章
放射線物理学の基礎

先生，こんにちは．実は…物理の世界ってなんだか想像しづらいことが悩みです．

メダカ

そうかそうか…．では今日は，私の仲間を集めて特別に授業をしましょう！

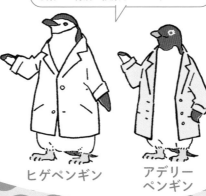

ヒゲペンギン

アデリーペンギン

本章で一緒に学ぶ主な仲間たち

マダコ

ウニ

原子核として多数登場．

ウニの子
（プルテウス幼生）

原子核のまわりをとぶ電子などとして登場．

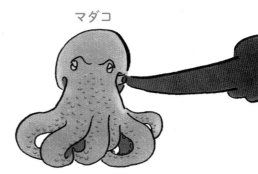

放出するタコスミは，放射線にたとえられている．

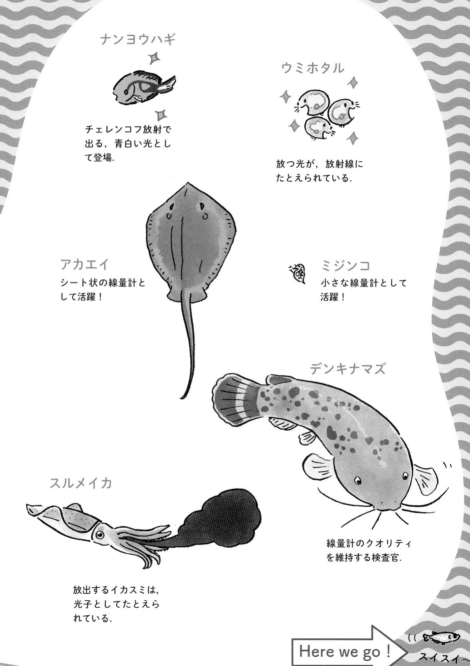

ナンヨウハギ
チェレンコフ放射で
出る，青白い光とし
て登場．

ウミホタル
放つ光が，放射線に
たとえられている．

アカエイ
シート状の線量計と
して活躍！

ミジンコ
小さな線量計として
活躍！

デンキナマズ
線量計のクオリティ
を維持する検査官．

スルメイカ
放出するイカスミは，
光子としてたとえら
れている．

Here we go！

スイスイ〜

放射線の種類

電離放射線

たとえば

　放射線をタコスミ，原子核をウニ，軌道電子をウニの子とします．タコスミの勢いでウニの子が流されました．これは放射線により軌道電子が飛ばされる電離にたとえられます．

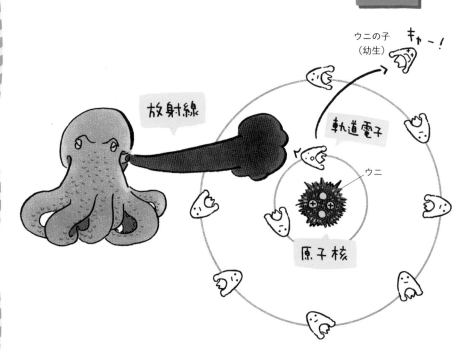

もっと詳しく

　医療に用いられる放射線を図1に示しました．放射線は主に原子または原子核の崩壊の過程により発生します．電離作用（図2）を及ぼす放射線を電離放射線といいます．電離作用とは原子に拘束されている軌道電子を弾き飛ばす作用をさし，電離作用を通じて電離放射線は物質にエネルギーを与えます．放射線医学では電離放射線のことを一般に放射線といいます．

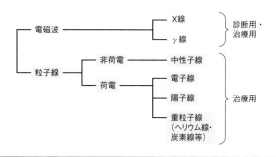

図1　医療に用いられる放射線

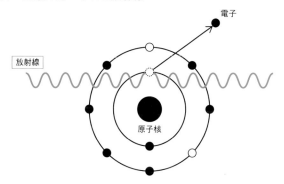

図2　電離作用

臨床につなぐ

　診断用放射線として，X線はX線撮影やCT撮影に用いられ，γ線はSPECTやPETに用いられます．一方で治療用放射線は，図1にあげた幅広い種類の放射線が用いられます．

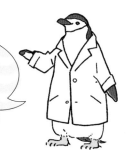

放射線の種類

電磁波

たとえば

電磁波は，人の目には普段見えない世界（深海や宇宙）にいる生き物にたとえられるかもしれません．

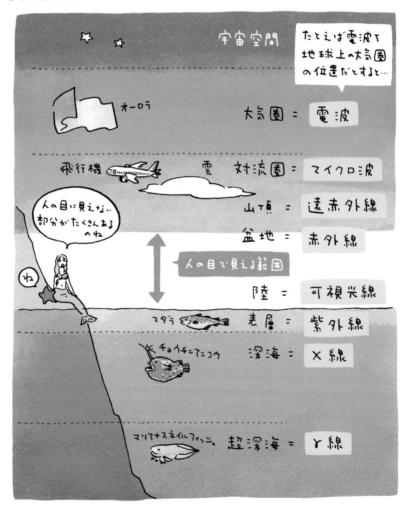

もっと詳しく

　電磁波(図1)は電波，マイクロ波，遠赤外線，赤外線，可視光線，紫外線，X線，γ線などが含まれます．このうち波長が短い(エネルギーが高い)電磁波であるX線やγ線は電離作用を有し，電磁放射線といいます．

　電磁波とは電場と磁場が時間の関数として周期的に振動して，そのエネルギーが空間を伝わる波動のことをさします．電磁波は質量をもたない光子ともみなすことができ，光子線ともいいます．

　X線とγ線は発生の過程によって区別されますが，一度放出された後の物理的性質は同じです．

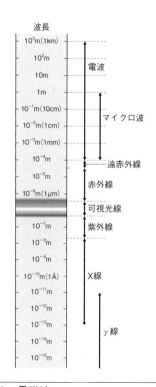

電磁波と医療

電磁波のなかでも波長が短いX線とγ線は，透過力が高いため放射線画像撮影に用いられ，その電離作用を活かして放射線治療にも用いられます．

図1　電磁波

(日本原子力研究開発機構：放射線ってなんだろう？．日本原子力研究開発機構，2000より引用)

参考文献
1)日本原子力研究開発機構：放射線ってなんだろう？．日本原子力研究開発機構，2000

放射線の種類

粒子線

たとえば

　電子をウニの子，中性子・陽子をマイワシ，ヘリウムをブリ，炭素をホオジロザメとします．

　治療に使われる放射線は，色々な形態・粒子の大きさがあります．

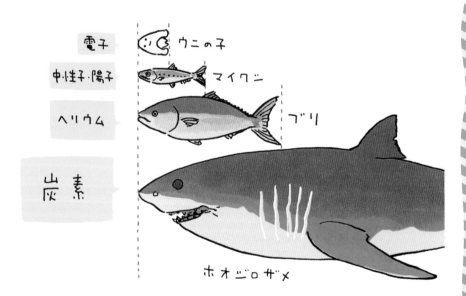

粒子線がなぜ治療に用いられる？

　X線と異なり，体内をある程度進んだあと，急激に高いエネルギーを周囲に与え，そこで消滅する性質（ブラッグピーク）があるから．

もっと詳しく

電子，陽子，その他のイオン，中性子を総称して，粒子線といいます．

粒子線は，電荷をもつ荷電粒子（電子，陽子，炭素など）と電荷をもたない非荷電粒子（中性子）に分類され，物質中での主要な相互作用は大きく異なります（図1）．荷電粒子は主に物質中の電子とのクーロン相互作用*によりエネルギーが落とされますが，一方で非荷電粒子である中性子と物質の主要な相互作用は核反応です．

電子はその他の荷電粒子（陽子，炭素など）に比べて質量がとても小さいため（電子は陽子の約1/2,000の質量），電子線の飛跡はその他の荷電粒子（陽子，炭素など）と大きく異なります．

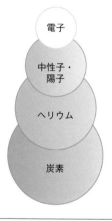

*クーロン相互作用とは

荷電粒子間に働く
クーロン力による相
互作用．
クーロン力：

$$F = k\frac{q_1 q_2}{r^2}$$

k = 定数
q_1, q_2 = 電荷
r = 粒子間の距離

図1 医療に用いられる放射線
電子はその他の荷電粒子に比べ質量
がとても小さいため，電子線の飛跡
はその他の荷電粒子と大きく異なる．

臨床につなぐ

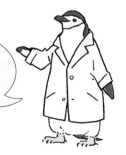

粒子線はその質量の大きさや電荷の有無といった性質により決定される特徴的な物理相互作用を生かし，電子線治療，陽子線治療，重粒子線治療，ホウ素中性子捕捉療法などに用いられます．

放射線の種類

陽子線と炭素イオンの差

たとえば

陽子線と炭素イオン線を貝のボールとします.

陽子線はボール1個で,炭素イオン線は12個の塊です.

軽いボール(陽子線)はブレながら飛びますが,重く大きい塊はブレません.また,重く大きい塊は相手にぶつかったときに破片が飛びます.

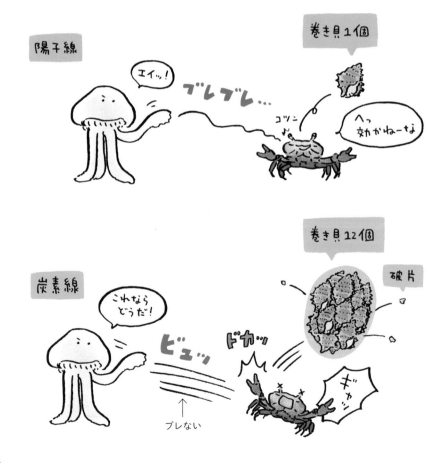

もっと詳しく

　陽子線（水素イオンのビーム）は質量数が1（核子という原子核の粒が1つ）ですが，炭素線（炭素イオンのビーム）は核子が12個で質量数12です．そのため，炭素線は，陽子線に比べ同じ速度でぶつかった際にがん細胞へ与えるエネルギーの総量は12倍大きくなります（図1）．

　また，炭素イオンは体内でバラバラに壊れ（核破砕反応），炭素より小さい，水素，ヘリウム，リチウム，ベリリウム，ホウ素といった破片になって周囲に影響を与えます．

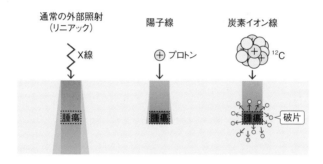

図1　陽子線と炭素イオン線の差
陽子線は質量数が1，炭素イオン線は質量数が12．陽子線と炭素イオン線は同じ速度でがん細胞にぶつかった場合，炭素線が与えるエネルギーは12倍大きい．

臨床につなぐ

　X線と治療効果を比較した場合，陽子線では約1.1倍で，炭素イオン線では約3倍の効果があるといわれます．治療効果が高いということは，有害事象も強く出る可能性がありますので，正常細胞にできるだけ照射されないように注意する必要があります．

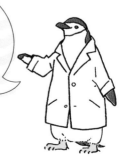

放射線の種類

低／高LET放射線

たとえば

　水を放射線と考えた場合，低LET放射線をミスト，高LET放射線を水鉄砲とします．

　水の量はいっしょでも，ミストに当たるのと水鉄砲に当たるのとでは，水鉄砲の方が冷たく感じる感覚に似ているかもしれません．

水の量はいっしょ

ミスト　　　　　　　　水鉄砲

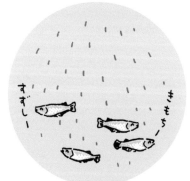
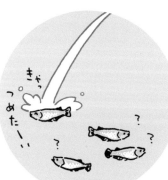

低LET放射線　　　　　高LET放射線

もっと詳しく

　線エネルギー付与(linear energy transfer：LET)は放射線の飛跡に沿って物質に与える単位長さあたりのエネルギー量をいいます．放射線の線質を表す値であり，物理的には局所的なエネルギー付与量を意味します．

　高LET放射線では低LET放射線に比べて，マクロなエネルギー付与量が同じであっても放射線の飛跡近傍にエネルギー付与が集中します(図1)．

　放射線による生物効果はエネルギー総量だけでなく，エネルギー付与のミクロな空間分布を表すLETにも依存します．

　単位としてkeV/μmなどが使われます．

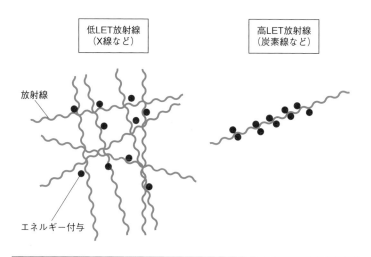

低LET放射線
（X線など）

高LET放射線
（炭素線など）

放射線

エネルギー付与

図1　低LET放射線と高LET放射線
同じ放射線の量でも高LETでは細胞の一部分に影響が集中する．

臨床につなぐ

　X線やγ線，電子線，陽子線は低LET放射線，炭素線は高LET放射線に分類されます．

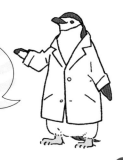

放射線の種類

RBE

たとえば

　X線をミスト，粒子線を水鉄砲とします．ミストで"冷たい"と感じるには，ミストを普段の4倍の量にすれば，水鉄砲と同じぐらいの冷たさに感じられるのと似ています．

X　線

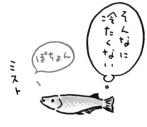

粒子線

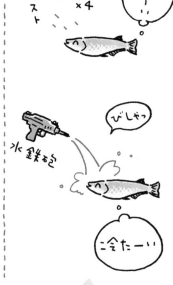

この場合，
RBE ＝ 4

生物学的効果比(relative biological effectiveness：RBE，図1)は放射線の線質による生物効果の違いを量的に示す値です．標準放射線(X線もしくはγ線)に対して，同じ生物学的な効果が得られるために必要な線量の逆数で表され，何倍の生物効果をもたらすかを意味します．

高いLETの線質の放射線の方がRBEは高くなります．

RBE=(ある生物効果が得られるために必要な標準放射線の線量)/(同じ生物効果が得られるために必要な試験放射線の線量)

X線の効果を1としたときの，ほかの放射線の効果の値のことだね

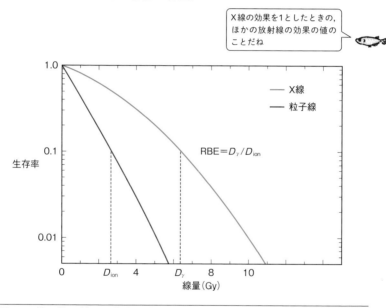

図1　X線と粒子線の生存率曲線の違いとRBE

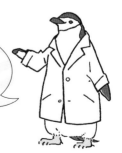

放射線治療では一般的に，低LETの陽子線ではRBE=1.1が用いられ，高LETの炭素線ではRBE=2〜3が用いられます．

光子と物質の相互作用

光電効果

たとえば

　光子をイカスミ，電子をウニの子とします．イカスミの勢いでウニの子が流されました．これは光子により軌道電子が飛ばされる光電効果にたとえられます．

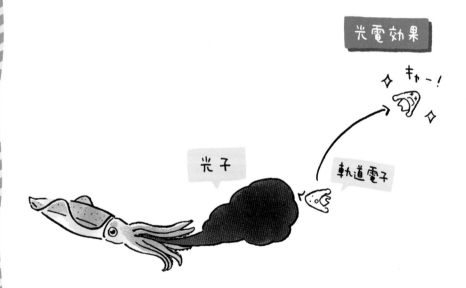

もっと詳しく

　光子（X線，γ線など）が物質の軌道電子にエネルギーを与え，軌道電子が原子から飛び出す現象を光電効果（図1）といいます．飛び出した電子を光電子といいます．

　光電効果の起こりやすさはおおよそ原子番号の5乗に比例し，光子のエネルギーの3.5乗に反比例します．つまり，高い原子番号の物質もしくは低いエネルギーの光子線のとき，光電効果が起こりやすくなります．

　光電子のエネルギー（E_e）は光子のエネルギー（E_γ）と軌道電子の結合エネルギー（E_b）によって以下のように表されます．

$$E_e = E_\gamma - E_b$$

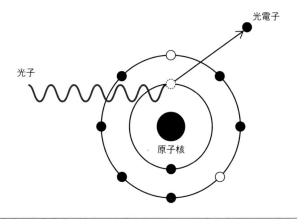

図1　光電効果
光子が軌道電子にエネルギーを与え，軌道電子が原子から飛び出す現象．

臨床につなぐ

　光電効果の起こりやすさは原子番号の約5乗に比例するため，X線画像では原子番号の大きい骨（Ca）が強調されます．

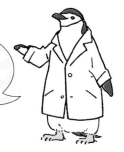

光子と物質の相互作用

コンプトン散乱

たとえば

　光子をイカスミ，電子をウニの子，散乱光子を衝突により発生する波とします．イカスミの勢いでウニの子が流され，イカスミがウニの子にぶつかった勢いで波が発生しました．これは光子が電子と衝突し反跳電子と散乱光子が生じるコンプトン散乱にたとえられます．

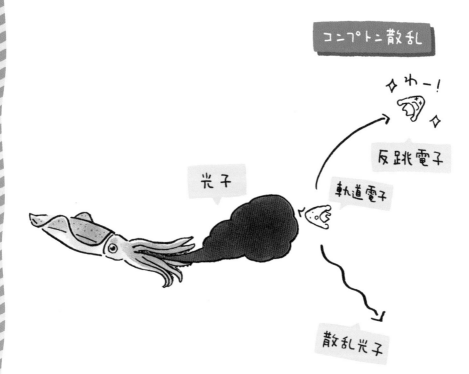

光子が電子と衝突し，電子が飛び出し散乱光子が生じる現象をコンプトン散乱（図1）といいます．飛び出した電子を反跳電子とよびます．

コンプトン散乱の起こりやすさは原子番号に比例します．

反跳電子の反跳角と散乱光子の散乱角は，エネルギー保存則と運動量保存則を考えることにより計算することができます．

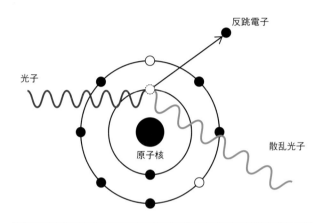

図1　コンプトン散乱
光子が電子と衝突し，反跳電子と散乱光子が生じる現象．

臨床につなぐ

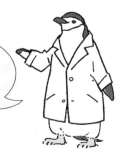

X線画像において，コンプトン散乱により生じた散乱線は画像のノイズになります．

光子と物質の相互作用

電子対生成

たとえば

　光子を波，電子と陽電子を2匹のタツノオトシゴとします．波の勢いでタツノオトシゴたちが離されました．これは，光子が電場に吸収され，電子と陽電子を生む電子対生成と，電子対消滅（p.36）にたとえられます．

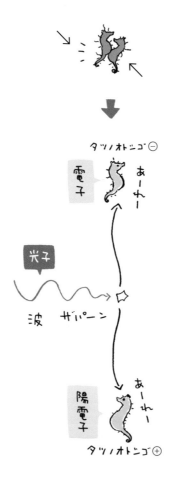

もっと詳しく

　光子が原子核の強い電場に吸収され，電子と陽電子を生み出す反応を電子対生成といいます(図1)．この反応が起こるためには1.022 MeV以上の光子のエネルギーが必要です．

　陽電子は電子の反粒子であり，物質中の電子と反応して，2本の0.511 MeVの消滅γ線を対向方向に出して消滅します(p.36「電子対消滅」参照)．

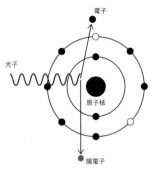

図1　電子対生成
光子が原子核の強い電場に吸収され，電子と陽電子を生み出す反応.

光子と物質の相互作用まとめ

　光子のエネルギーと物質の原子番号によって，主要な反応が異なります．光子のエネルギーが低いと光電効果(p.22)，エネルギーが高いと電子対生成が起こりやすくなります．

　診断用X線のエネルギーでは光電効果が主要な相互作用であり，治療用X線のエネルギーではコンプトン散乱の寄与が大きくなります(図2).

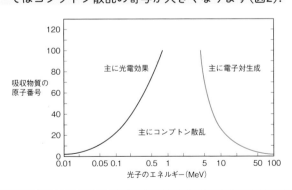

図2　光子と物質の相互作用のエネルギーおよび吸収物質の原子番号依存性
(柴田徳思：放射線概論，第11版, 通商産業研究社, 2018より引用)

電子と物質の相互作用

弾性散乱

たとえば

荷電粒子をウニの子，原子核をウニとします．ウニの子がウニにぶつかってしまい，飛ばされました．これは荷電粒子（入射粒子）が原子核（標的粒子）とぶつかり，互いに跳ね飛ばされる弾性散乱にたとえられます．

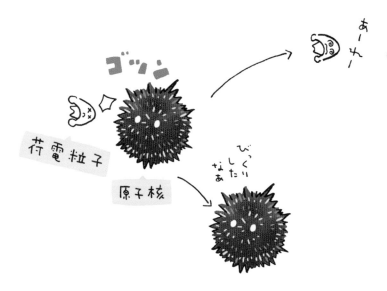

荷電粒子と物質の相互作用

　荷電粒子とは電荷を帯びた粒子のことで，電子や陽子，α粒子，重粒子線治療に使われる炭素イオンなどのイオンが含まれます．電子とそれ以外の荷電粒子は質量が非常に異なるため[*1]，異なる特性をもつことが多く，ここでは必要があれば電子と重い荷電粒子とに分けてよぶことにします．また中間子については本項では触れません．

　表1に放射線治療に使われるエネルギー領域での荷電粒子と物質の主な相互作用をまとめました．それぞれの相互作用については本項から順次説明していきます．

表1　荷電粒子と物質の主な相互作用

	原子核とのクーロン相互作用（弾性散乱）	軌道電子の励起と電離（衝突損失）	原子核とのクーロン相互作用（放射損失）	チェレンコフ放射	電子対消滅
電子	○	○	○	○	×
陽電子	○	○	○	○	○
重い荷電粒子	×[*2]	○	×[*2]	△[*3]	×

[*1]　電子・陽電子以外の荷電粒子の質量は電子の質量の約1,840倍以上です．
[*2]　相互作用は多少起きますが無視できるほどです．
[*3]　入射面付近のみで観測されます．

もっと詳しく

弾性散乱

　弾性散乱では荷電粒子（入射粒子）が原子核（標的粒子）とぶつかり，互いに跳ね飛ばされます（図1）．散乱前後で荷電粒子と原子核がもつ運動エネルギーおよび運動量の合計は変わりません．

　荷電粒子の主な弾性散乱は入射した1電子と物質中の原子核との弾性散乱です．電子の質量が原子核より非常に小さいのでボールが壁にぶつかって跳ね返ってくるような散乱となります．このとき電子が原子核に受け渡す運動エネルギーは無視できるため吸収線量に及ぼす影響はありませんが，電子の軌道があちこちに動き回る原因となります．

　電子と軌道電子，重い荷電粒子と原子核との弾性散乱も起きますが無視できるほどです．また重い荷電粒子にとって軌道電子は無視できるほど小さいので，これら2つの弾性散乱は考えません．

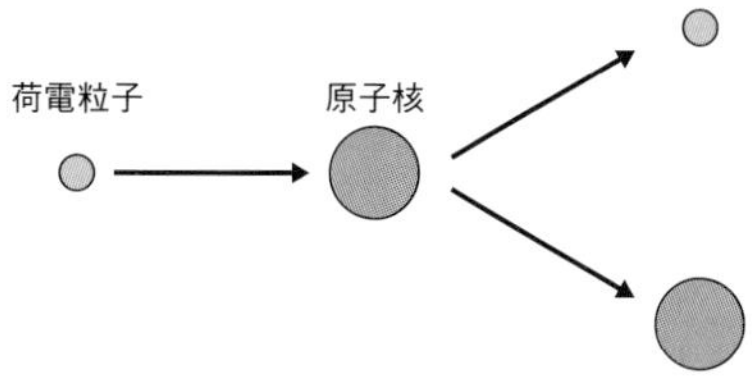

荷電粒子　　　原子核

図1　弾性散乱
荷電粒子が原子核とぶつかり，互いに跳ね飛ばされる．

電子と物質の相互作用

衝突損失

たとえば

　軌道電子をウニの子A，原子核をウニ，荷電粒子をウニの子Bとします．ウニの子Bが，ウニの子Aとすれ違いざまにケンカし，ウニの子Bは負けて元気をなくしました．これは，入射した荷電粒子が軌道電子とのクーロン相互作用によりエネルギーを失うことにたとえられます．

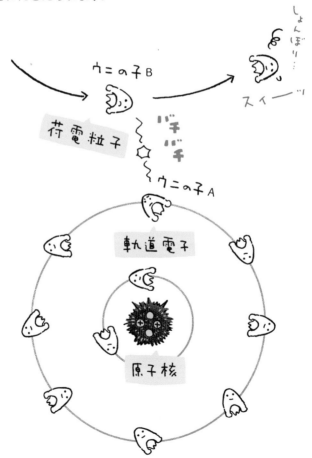

もっと詳しく

　入射した荷電粒子が物質中の軌道電子とのクーロン相互作用[*](p.15)によりエネルギーを失うことです（図1）．この相互作用により軌道電子は放出され，原子は励起または電離します．放出された電子は二次電子とよばれます．

　荷電粒子と軌道電子が激しく衝突した場合は，軌道電子は比較的大きなエネルギーをもつδ線となって放出されます．δ線はエネルギーが大きいため原子を電離または励起（図2）しながらある程度の距離を進むので，入射荷電粒子の軌道から離れた所にもエネルギーを落とします．

　衝突により励起した原子では，放出され空になった電子軌道を埋めるためにより外側の軌道から電子が降りてきます．この際，特性X線（図3）とよばれるX線が放出されます．

　衝突ごとに電子が失うエネルギーは小さいですが，標的となる原子と離れていても起こるため，回数が多くなります．また電子は質量が小さいため，衝突によって進む向きが変わります．一方，重い荷電粒子は軌道がほとんど変わらずまっすぐ進みます．

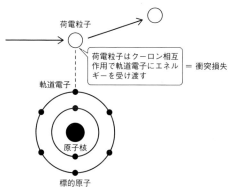

図1　衝突損失
入射した荷電粒子が，物質中の軌道電子とのクーロン相互作用によりエネルギーを失うこと．

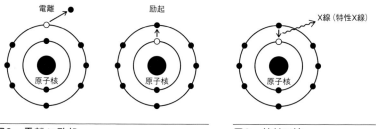

図2　電離と励起

図3　特性X線

電子と物質の相互作用

放射損失

たとえば

　荷電粒子をウニの子，原子核をウニとします．ウニの子がウニとぶつかり，ウニの子は飛ばされ，また，波が発生しました．

　これは，電子と原子核とのクーロン相互作用により荷電粒子が軌道を曲げられるなどしたときに荷電粒子はエネルギーを失う（X線として），放射損失にたとえられます．

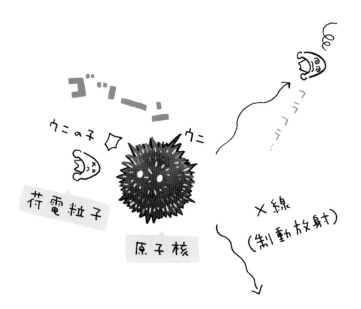

もっと詳しく

　電子と原子核とのクーロン相互作用によって荷電粒子がその軌道を曲げられたり減速させられたりしたときに，荷電粒子はエネルギーをX線として失います．この失った分のエネルギーを放射損失（図1）といいます．また，放出されたX線を制動放射といいます．重い荷電粒子による放射損失はほとんどありません．

　電子と標的となる原子との距離が標的原子の原子核半径より小さいときに多く起こります．この散乱の起こる頻度は少ないですが電子が失うエネルギーは大きく，最大で電子のもつエネルギーのすべてを失うことがあります．

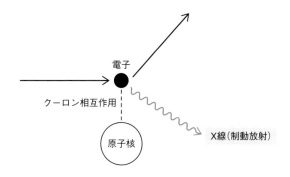

図1　放射損失
電子と原子核とのクーロン相互作用によって荷電粒子がその軌道を曲げられたり減速させられたりしたときに，荷電粒子はエネルギーをX線として失う．この失った分のエネルギーを放射損失という．

臨床につなぐ

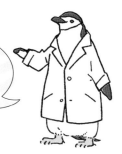

　標準的な治療装置であるリニアックから出てくるX線は，加速された電子が金属のターゲットに当たって生じた特性X線と制動放射です．

電子と物質の相互作用

チェレンコフ放射

たとえば

　光よりも速い水中砲があるとします．この水中砲を荷電粒子とします．

　今，水中砲が光より速くうたれ，放射線が放出されました．これがチェレンコフ放射です．

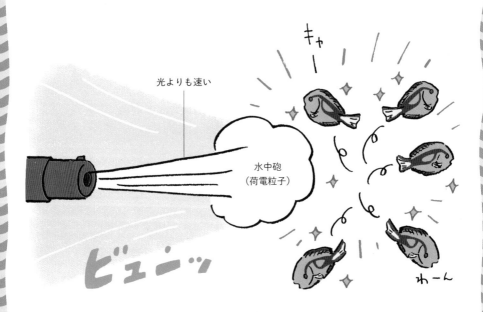

光よりも速い

水中砲
（荷電粒子）

ビューッ

キャー

わーん

　ただし，水中砲が大きすぎると光よりも速く発射させることが大変ですので，チェレンコフ放射は起こりにくいです．

もっと詳しく

荷電粒子が透明な誘電体中を進むときに，この物質中の光の速度よりも荷電粒子の速度が速くなるときに放射線が放出され，この放射線をチェレンコフ放射線，この現象をチェレンコフ効果といいます（図1）．

荷電粒子の速度vが誘電体中の光の速度C_nよりも速いときに，荷電粒子が通る際に放出された光の波面は，荷電粒子の位置を頂点とする円錐を構成します．これがチェレンコフ放射線として観測されます．

チェレンコフ放射では波長の短い光が多く出るため，青白く見えます．チェレンコフ効果により荷電粒子が失うエネルギーは非常に小さく，ほかのエネルギー損失と比較して無視できます．チェレンコフ放射は高速荷電粒子の検出器などに用いられています．

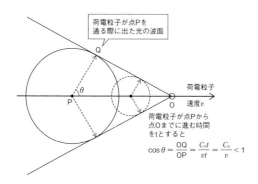

図1　チェレンコフ放射

臨床につなぐ

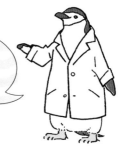

治療のとき目に放射線が通ると，目をつぶっていてもチェレンコフ放射によって青い光が見えることがあります．

参考文献
1）Tendler II, Hartford A, Jermyn M, et al.：Experimentally observed Cherenkov light generation in the eye during radiation therapy. Int J Radiat Oncol, 106：422-429, 2020

電子と物質の相互作用

電子対消滅

たとえば

　陽電子をカレイ，電子をヒラメとします．カレイはヒラメに出会い，その勢いで波が発生しました．これは，陽電子と電子が結合し，消滅γ線が生じることにたとえられます．

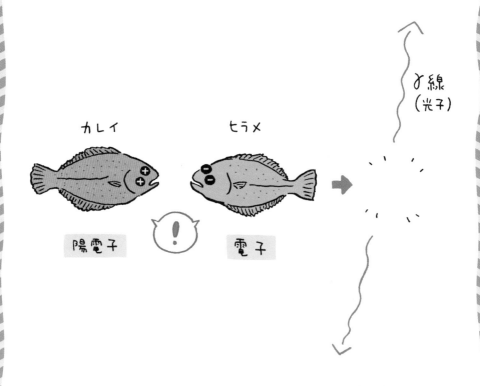

もっと詳しく

　正の電荷をもった陽電子は負の電荷をもつ電子と同じように原子と相互作用しエネルギーを失っていきます．そして止まりかけた際に陽電子は物質中の電子と結合することで両方とも消滅し，2つの放射線が互いに反対向きに放出されます．この放射線を消滅γ線といいます（図1）．消滅γ線1つあたりがもつエネルギーは，最低でも電子1つ分の静止質量エネルギー0.511MeVとなります．

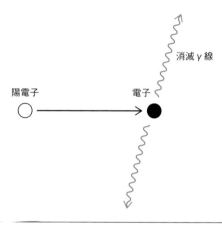

図1　電子対消滅
電子と陽電子はγ線に変換され，観測される．

臨床につなぐ

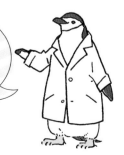

　がんなどの診断に使われる画像診断装置PETでは，体内で薬剤によって取り込まれた陽電子と体内の電子との対消滅による消滅γ線を観測しています．この2つの消滅γ線から対消滅の起きた位置を特定し，画像化しています．

電子と物質の相互作用

飛程

たとえば

　重い荷電粒子をホオジロザメ，電子をウニの子とします．ホオジロザメは多少海藻が生えていても気にせず泳げますが，ウニの子にとっては海藻が邪魔になり泳ぎづらくなってしまいました．

　これは，粒子が物質を透過できる距離(飛程)がその粒子の大きさによって異なる現象にたとえられます．

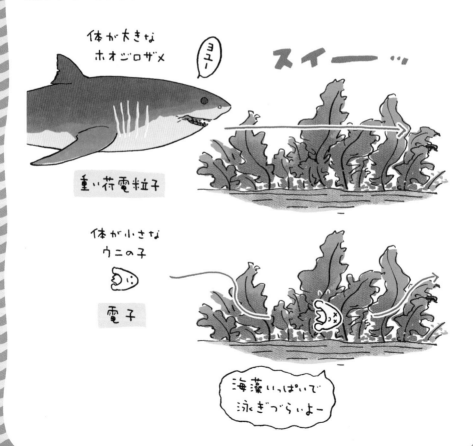

体が大きな
ホオジロザメ

ヨユー

スイー…

重い荷電粒子

体が小さな
ウニの子

電子

海藻いっぱいで
泳ぎづらいよー

荷電粒子は物質に入射するとまわりの原子と相互作用を繰り返しながら徐々にエネルギーを失っていきます．一般に飛程とは粒子が物質を透過できる距離のことをいい（図1），粒子のエネルギー，質量，電荷，物質の構成要素などによって異なります．

重い荷電粒子は自身の質量の大きさから，相互作用による軌道の変化は小さく，ほぼまっすぐ進みます．

一方，電子は質量が小さいため，相互作用のたびに大きく進行方向が曲げられ，ジグザグの運動をします．

したがって重い荷電粒子は実際に動いた軌道の長さと物質に透過する深さがほぼ同じですが，電子は透過する深さの方が短くなります．

電子は物質中の軌道電子との相互作用で制動放射線を放出するため，電子の飛程より深部でも制動放射線により落とされるエネルギーが観測されます．重い荷電粒子線ではこれはほとんどありません[*1]．

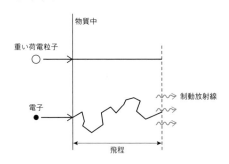

図1 飛程
粒子が物質を透過できる距離のこと．

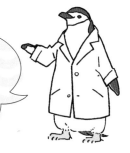

臨床につなぐ

電子線や粒子線治療において飛程はとても重要です．腫瘍に放射線を十分に当てられる飛程となるよう，最適なエネルギーを選択し治療に使います．

[*1] 重い荷電粒子のなかでもより重い炭素線などの粒子では，入射した物質との非弾性核反応により生じた二次粒子が入射粒子の飛程よりも深部でエネルギーを落とします．この相互作用に関しては本章では触れません．

電子と物質の相互作用

放射性崩壊

たとえば

放射線をウミホタルの光とします.

ウミホタルは,「衝撃を与えると発光」します. これは, 安定性が崩れると放射線を放出する, α崩壊, β崩壊, γ崩壊に似ています.

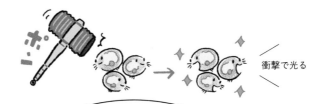

衝撃で光る

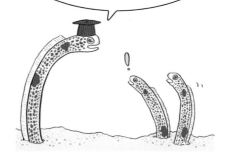

放射性同位元素の原子核は核内の力（核力, クーロン力）のバランスによって安定構造を保っていますが, 安定性が崩れると放射線を放出し, より安定な別の原子核に変化します. この現象を放射性崩壊（壊変）といいます（図1）.

放射性崩壊の形式には, α崩壊, β崩壊およびγ崩壊の3種類があります.

もっと詳しく

α崩壊

約4〜9 MeVのα線であるヘリウム核を放出し，質量数(A)が4減り，原子番号(Z)が2減った物質に変化します．とくに質量数が大きい(約90以上)の原子核では，ほとんどがα崩壊可能です．

$$_{Z}^{A}X \rightarrow _{Z-2}^{A-4}X' + _{2}^{4}He$$

β崩壊

陽子に比べて中性子が多い原子核が電子であるβ線を核外に放出し，中性子を減らして陽子を増やし安定な原子核に変化します．β崩壊には，陰電子である$β^-$線を放出し核内の中性子が陽子に変わる$β^-$崩壊と，陽電子である$β^+$線を放出し核内の陽子が中性子に変わる$β^+$崩壊の2種類があります．

$$β^-崩壊：_{Z+1}^{A}X + _{-1}^{0}e \rightarrow _{Z}^{A}X'$$
$$β^+崩壊：_{Z+1}^{A}X \rightarrow _{Z}^{A}X' + _{+1}^{0}e$$

γ崩壊

α崩壊，β崩壊などを起こした際に，核はしばしばエネルギーが高い状態(励起状態)になります．この余分なエネルギーをγ線として放出して，安定な原子核に変化します．このときは質量数や原子番号に変化はありません．

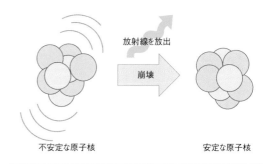

放射線を放出

崩壊

不安定な原子核　　　　　安定な原子核

図1　放射性崩壊

まとめ

放射性同位元素は放射線(α線，β線，γ線)を放出することによって安定を保ちます．放出する放射線によって質量数や原子番号，エネルギーが変化します．

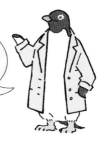

電子と物質の相互作用

半減期

たとえば

　ウミホタルの光を放射線とします. 発光物質は, 時間がたつほど減っていきます.
　一番光るときに比べて光が半分になる時間が, 放射性物質から出る放射線が半分になる時間は"半減期"に似ています.

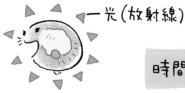

もっと詳しく

　放射性物質は時間が経過すると放射線を放出して別の物質に変わっていきます（図1）. 1つの原子核の崩壊までの時間は確率によるため, 多くの原子核の平均的な崩壊数を取り扱います.

　もとの原子核の数が1/2になる時間を半減期といいます. ある時点で原子核がN個存在する場合に単位時間に崩壊する原子数は,

$$\frac{dN}{dt} = -\lambda N$$

となります. ここでλは核種固有の崩壊定数です. この微分方程式を解くと,

$$\ln N = -\lambda t + C \quad (C：積分定数)$$

よって, ある時刻での残りの原子数N_tは最初の原子数をN_0とすると,

$$N_t = N_0 \cdot e^{-\lambda t}$$

よって, 半減期の場合($t = T_{1/2}$)とし, N_tは$1/2 N_0$となるため,

$$\frac{1}{2} N_0 = N_0 \cdot e^{-\lambda t}$$

$$T_{1/2} = 0.693 / \lambda$$

半減期は核種によって異なるため, 上記の式で核種ごとに計算する必要があります.

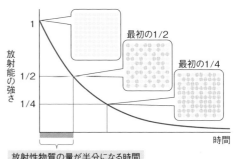

図1　半減期と放射能の減衰

（環境省：半減期と放射能の減衰. https://www.env.go.jp/chemi/rhm/h29kisoshiryo/h29kiso-01-02-07.htmlより2020年4月22日検索）

まとめ

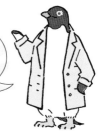

　放射能は時間が経過するほど減っていきます. 半減期はもともとの核種の数が半分になるまでの時間です. この半減期を使って放射能が今どの程度かを計算で求めることができます.

荷電粒子と物質の相互作用／中性子と物質の相互作用

弾性散乱と非弾性散乱

たとえば

原子核をウニ，中性子をウニの子とします．ウニの子がウニにぶつかりました．

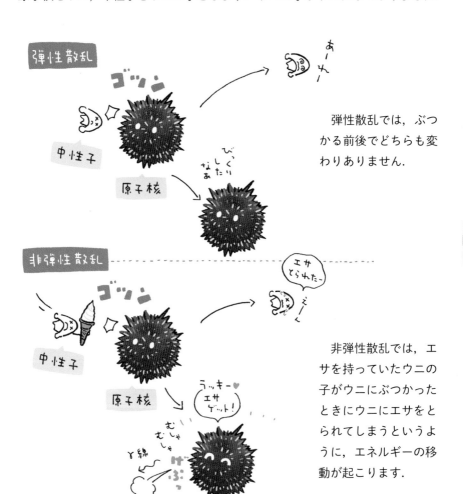

弾性散乱

ゴッン

あーれー

中性子

原子核

びっくりしたなあ

弾性散乱では，ぶつかる前後でどちらも変わりありません．

非弾性散乱

ゴッン

エサとられたー

中性子

原子核

ラッキー♥エサゲット！

むしゃむしゃ

γ線

げぶっ

余ったエネルギー

非弾性散乱では，エサを持っていたウニの子がウニにぶつかったときにウニにエサをとられてしまうというように，エネルギーの移動が起こります．

　中性子の弾性散乱と非弾性散乱では中性子が原子核にぶつかり，互いに跳ね飛ばされます．散乱の前後で粒子の形は変わりません．エネルギーの高い中性子はこれらの散乱を繰り返しながらだんだんエネルギーを失っていきます．

弾性散乱

　ぶつかった際に中性子の運動エネルギーの一部は原子核の運動エネルギーとして受け渡されます．散乱前後で中性子と原子核がもつ運動エネルギーと運動量の合計は等しくなります．これはボールとボールの衝突にたとえることができます．標的の質量が中性子と比べて大きいほど，中性子の失うエネルギーは小さくなります（図1）．

非弾性散乱

　弾性散乱と似ていますが，ぶつかった際に中性子はその運動エネルギーの一部を原子核の運動エネルギーおよび励起エネルギーとして受け渡します．励起された原子核はγ線を出して安定な状態となります．弾性散乱と違い散乱の前後で運動エネルギーの合計は保存しません（図2）．

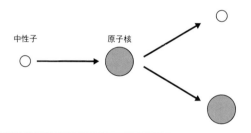

図1　弾性散乱
散乱前後で中性子と原子核がもつ運動エネルギーと運動量の合計は等しくなる．

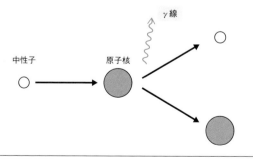

図2　非弾性散乱
散乱前後で運動エネルギーの合計は保存しない．

荷電粒子と物質の相互作用／中性子と物質の相互作用

核破砕／中性子捕獲

たとえば

原子核をウニ，中性子をウニの子とします．

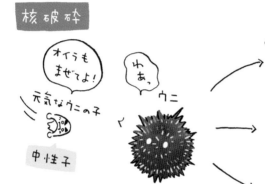

核破砕では，1匹の元気すぎるウニの子にウニが驚き，中身が分かれました．

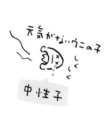

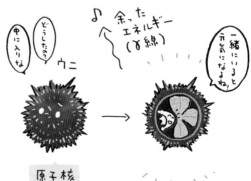

中性子捕獲では，1匹の元気のないウニの子がウニの中に入りました．

もっと詳しく

中性子と原子核が相互作用して異なる核子(陽子や中性子)や原子核が放出されます.

核破砕

中性子が原子核にぶつかることで原子核が壊れて, 中性子や陽子などの核子および α 粒子や小さい原子核などが放出されます(図1).

中性子捕獲(放射捕獲)

この相互作用では, 主に低エネルギーの中性子が原子核に捕らえられ, 励起した原子核となります. この励起された原子核は γ 線を出すことで余分なエネルギーを放出します(図2). γ 線を出した後の原子核はそのままで安定な場合もありますが, 多くの場合, 原子核内の中性子が電子を放出し, 陽子となったり(β^- 崩壊), 核分裂を起こしたりすることもあります.

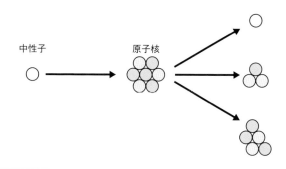

図1　核破砕
中性子が原子核にぶつかり, 原子核が壊れて, 中性子や陽子などの核子および α 粒子や小さい原子核などが放出される.

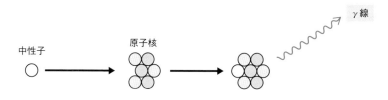

図2　中性子捕獲 (放射捕獲)
低エネルギーの中性子が原子核に捕らえられ, 励起した原子核となる. 励起された原子核は γ 線を出す.

放射線の量と単位

相互作用係数とそれに関する量

たとえば

減弱係数

水草

波

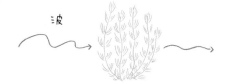

放射線を波とします. 今, 波が水草にぶつかり, 少し弱まりました. この波の減少の程度を減弱係数といいます.

波が水草の間を通り抜けていくとその速度が減少する. この時の減少の程度が減弱係数.

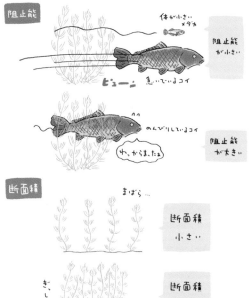

阻止能

体が小さい…メダカ

阻止能が小さい

ビューン 急いでいるコイ

のんびりしているコイ

やっかられまた…

阻止能が大きい

断面積

まばら…

断面積小さい

ぎっしり…

断面積大きい

メダカを小さい粒子, コイを大きい粒子とします. 泳ぐスピードを奪えるものが水草(阻止能)です.

今, メダカとコイが, 水草が茂っているエリアを通過しました. 身体の大きいコイは泳ぐエネルギーを奪われやすいようです.

ちなみに, 魚が水草にからまって止まる直前が, 最もエネルギーを失う瞬間です(阻止能がピークになる).

魚が進む方向においてどのぐらい水草が生えているかが断面積です.

もっと詳しく

光子線(X線, γ線)の相互作用

減弱係数 μ：単位長さあたりの光子数の相互作用(光電効果, コンプトン効果, 電子対生成)を起こす割合を表します. 単位は1/mが用いられます.

ある物質に入射する光子線を考えた時, 減弱係数を μ, ある深さ x における光子数を $N(x)$ とすると深さ方向の光子数の減弱は次のように表されます.

$$-\frac{\mathrm{d}N(x)}{\mathrm{d}x} = \mu N(x)$$

つまり, 減弱係数は光子数の減少の割合を示します. この微分方程式を解くと, ある深さにおける光子数ははじめに入射する光子数を N_0 とすると次のように表されます.

$$N(x) = N_0 \mathrm{e}^{-\mu x}$$

電荷をもつ粒子線(電子線, 陽子線, ヘリウム線, 炭素線など)の相互作用

阻止能 S：ある物質中で単位長さあたりに失ったエネルギーを表します. 単位はJ/mが用いられます. 阻止能 S はBethe-Blochの式により次のように表されます[1].

$$S = \frac{4\pi e^4 z^2}{m_0 v^2} NZ \left[\ln\left(\frac{2m_0 v^2}{I(1-(v/c)^2)}\right) - \left(\frac{v}{c}\right)^2 \right]$$

v は粒子線の速度, z は電荷数, N は物質における単位体積中の原子の個数, Z は物質の原子番号, I は物質の平均励起エネルギー, m_0 および e は電子の静止質量と電荷, c は光速です. 阻止能 S は粒子線の速度の二乗に反比例, つまり粒子線のエネルギーに反比例することがわかります. また, NZ は物質中の電子の数を表すので, 大きな原子番号で密度の高い物質において阻止能は大きくなります.

中性子の相互作用

断面積：散乱や核反応等の相互作用を起こす確率で, 単位は m^2 が用いられます.

臨床につなぐ

X線によって撮影されるCT画像の画素値はX線の減弱係数を意味します. また, 治療計画では, 治療に用いる放射線の相互作用量から線量分布を計算します.

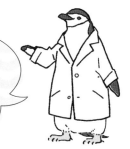

参考文献

1)Harald Paganetti：Proton Therapy Physics, Second Edition, CRC Press, 2018

放射線の量と単位

線量計測に関する量

たとえば

　粒子をメダカとします. メダカが水草にからまって, スピードを奪われエネルギーを失いました. 失ったエネルギーは波としてまわりの水に与えられました. これが吸収線量にあたります.

　水に与えるエネルギーは, 魚の種類によります. 魚の種類を考慮したエネルギー付与を線量当量といいます.

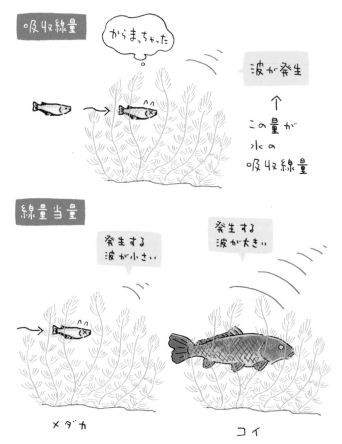

吸収線量

からまっちゃった

波が発生
↑
この量が
水の
吸収線量

線量当量

発生する
波が小さい

発生する
波が大きい

メダカ　　　　　　　　　コイ

もっと詳しく

　ある物質が放射線から与えられるエネルギーを吸収線量といいます（表1）．単位はGy（グレイ）が用いられます．1Gyは1kgの物質が1Jのエネルギーを吸収したことを意味し，GyはJ/kgと等価です．

　放射線の線質に起因する生物学的な効果を加味した線量を線量当量（H）といいます．吸収線量Dと放射線の性質による生物学的な影響の強さを表す線質係数Qを用いて，

$$H=DQ$$

と表されます．単位はSv（シーベルト）が用いられます（表1）．

表1　線量計測に関する量

	意味	単位	人体と単位
吸収線量	物理的な意味をもつ	Gy（グレイ）	放射線が当たったときに身体や物が吸収したエネルギーの量
線量当量	生物的な意味をもつ	Sv（シーベルト）	放射線を受けたときの身体への影響の度合い

臨床につなぐ

放射線治療では，線量の単位としてGyを用います．放射線治療における生物効果はX線を基準にしているため，陽子線や重粒子線などのRBEが1でない放射線の場合，その生物効果を考慮するために，線量にRBEを掛けて補正された線量が用いられ，Gy（RBE）が単位として用いられます．

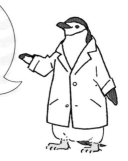

放射線の量と単位

グレイ(Gy)

たとえば

　放射線を光とします。海草に光を照射したときに海草が吸収した光の量が吸収線量(グレイ)に相当します。

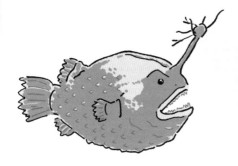

放射線

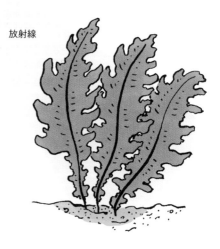

吸収した量
=
グレイ

もっと詳しく

　グレイ(Gy)は物質が吸収した放射線のエネルギーの量で，単位はJ/kgです．Jはエネルギー量の単位，kgは物質の質量ですから，1 Gyは物質1kgあたりに1Jのエネルギーを放射線から受けたということを意味しています．なお，この1kgの物質が1Jのエネルギーを受け取っても，物質の温度はわずか0.0002℃ほどしか上昇しません．

身体の大小とグレイ

　身体の大きな人でも小さな人でも同じGyを照射するのは，Gyの単位がJ/kgだからです．2Gy当てる場所が10kgであれば，吸収するエネルギーの総量は20Jとなり，2Gy当てる場所が5kgであれば，吸収するエネルギーの総量は10Jになりますから，照射される場所の質量が2倍であれば，吸収するエネルギーの量は2倍になります．

　そのため，身体の大きな人でも小さな人でも同じ2Gyで良いのです．

臨床につなぐ

　放射線治療では，処方線量の単位にGyを使います．一般的に根治を目的とした場合では，1回2Gy，総線量60Gy以上の治療が行われます．週5回の照射が一般的ですので，6週間以上かけて治療を行います．

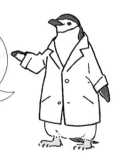

放射線の量と単位

ベクレル(Bq)

たとえば

　ウミホタルの光を放射線とします. ウミホタルの集団に, 衝撃を強く与えるほど, たくさん光ります.

　これは, 崩壊の数が多いほど放射能が高くなることに似ています.

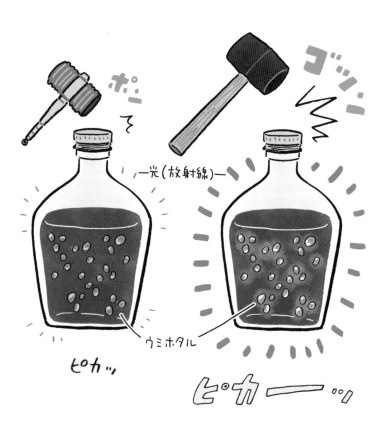

もっと詳しく

　放射能は数多くある放射線の量，放射線を出す能力であり，放射性同位元素の量を示します．この単位がベクレル（Bq）です．放射性核種は崩壊ごとに放射線を放出するので，崩壊の数を数えることで放射線を放出する能力がわかります．Bqとは，1秒間あたりの崩壊数（disintegration per second：dps）と定義されます（図1）．

$$放射能（Bq） = \frac{崩壊数}{秒} = dps$$

　放射線の単位としてよく使われるものにシーベルト（Sv）があります．Bqは放射線を出す側に注目したもので，Svは放射線の被ばくを受ける人体に対して用いられます（図1）．対象に応じて単位をきちんと使い分けましょう．

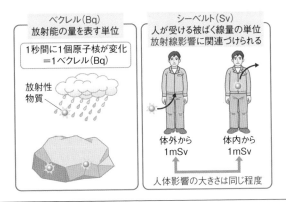

図1　ベクレル（Bq）とシーベルト（Sv）の違い

（環境省：ベクレルとシーベルト．https://www.env.go.jp/chemi/rhm/ h28kisoshiryo/h28kiso-02-03-01.htmlより2020年4月22日検索）

臨床につなぐ

　放射線治療の処方ではGyが用いられますが，小線源治療などで，放射性同位元素の量を管理する際はBqが，個人の被ばく管理を行う際にはSvが用いられます．

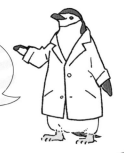

吸収線量計測の原理

線量計

　線量計が小さい体積のものであれば，その点の線量を測定できます．小さな水生生物，ミジンコのようなものにたとえられます．

　線量計が薄いシートであれば，その平面の線量を測定できます．シート状の生物，エイにたとえられます．

※線量計があることで周囲の様子が変わらない方がよい．したがって，体積が小さい・周囲と同じ物質の線量計が理想的．

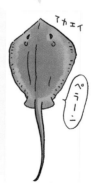

放射線

もっと詳しく

　放射線の計測は原子の電離により生じた電荷や，励起により放出された光子など
を利用して行われます．

電離箱や半導体検出器など

　電荷量から線量を計測します（図1a〜c）．

フィルム

　放射線で黒化または変色するため，変化の度合いから放射線の線量を計測できま
す．現像処理の必要なラジオグラフィックフィルム（図1d）と現像処理の必要のな
いラジオクロミックフィルム（図1e）があります．

熱蛍光線量計（thermoluminescent dosimeter：TLD）や蛍光ガラス線量計（photoluminescence dosimeter：PLD）

　放射線のエネルギーを蓄積して準安定状態となり，熱や光などによる刺激でいっ
たん励起された後に安定な状態に戻る際に光を放出します．この発光量から線量が
計測できます．

　放射線治療施設で用いる線量計は，役割によってリファレンス線量計とフィール
ド線量計の2種類に分けられます．リファレンス線量計とは線量標準機関で校正さ
れた線量計で，施設の基準となる電離箱線量計のことをいいます．フィールド線量
計とは日常の計測に用いられる線量計のことで，その校正（p.58）はリファレンス
線量計との相互校正で行われます[1) 2)]．

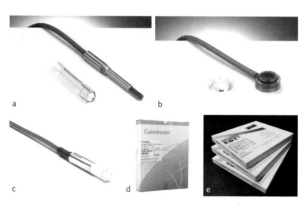

a 指頭型電離箱
　（製品名：PTW 3003，
　写真提供：ユーロメディテック）
b 平行平板電離箱
　（製品名：PTW Advanced Markus，
　写真提供：ユーロメディテック）
c ダイオード検出器
　（製品名：PTW microsilicon，
　写真提供：ユーロメディテック）
d ラジオグラフィックフィルム
　（製品名：EDR2，
　写真提供：ケアストリームヘルス）
e ラジオクロミックフィルム
　（製品名：Ashland Gafchromic EBT3，
　写真提供：ベリタス）

図1　さまざまな線量計

引用文献
1）日本医学物理学会編：外部放射線治療における水吸収線量の標準計測法─標準計測法12，通商産業研究社，2012
2）IAEA TRS 398

吸収線量計測の原理

電離箱線量計の校正

たとえば

　デンキナマズの検査官が"線量計が基準に合っているか"計測しています（校正）．この校正は年に1度行います．

デンキナマズ検査官

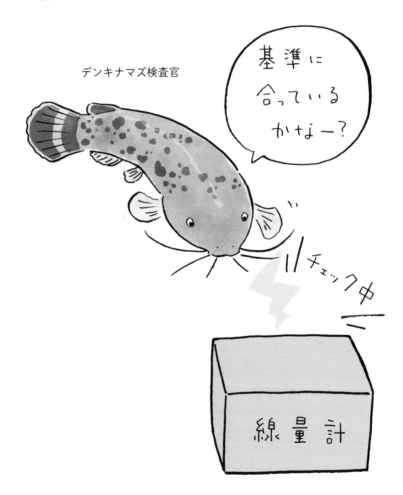

基準に合っているかなー？

チェック中

線量計

　放射線の吸収線量測定は，リファレンス線量計を用いて行われます．リファレンス線量計である電離箱での測定による表示値は電荷量であるため，これを線量に変換するためには電離箱の校正が必要となります．校正とは，線量計の表示値から線量への変換係数である水吸収線量校正定数を求めることをいいます．

　校正では既知の線量Dを測定し，線量計の表示値Mから以下の式により水吸収線量校正定数Nを求めます．

$$N = \frac{D}{M}$$

　これにより電離箱線量計校正の基準条件の下では，以下の式で線量計の表示値から線量を求めることができます．

$$D = MN$$

　校正では水中に線量計を設置し，^{60}Co γ線を照射して行われます．^{60}Co γ線は基準線質とよばれます．校正深や温度，気圧，ファントムなどの測定にかかわる条件は常に決まっており，これを基準条件とよびます[1]．校正は医療用線量標準センターで年に1度行うこととなっています．校正の基準条件は以下のとおりです（表1）．

表1　医療用線量標準センターでの電離箱線量計校正の基準条件

項目	基準条件
線質	^{60}Co γ線
ファントム材質	水
ファントムサイズ	30cm×30cm×30cm以上
線源－電離箱間距離（SCD）	80cm
電離体積内の温度*	22.0℃
気圧*	101.33kPa
電離箱の基準点	円筒形：電離空洞の幾何学的中心 平行平板形：電離空洞前面の中心
校正深	5g/cm^{-2}
校正深での照射野	10cm×10cm
相対湿度*	50%
印加電圧と極性	指定はないが，校正証明書に印加電圧と極性を記載
吸収線量率	指定はないが，校正証明書にイオン再結合補正の有無を記載

*補正により基準条件の温度，気圧および湿度での水吸収線量校正定数が与えられる．
日本医学物理学会編：外部放射線治療における水吸収線量の標準計測法—標準計測法12．p.20，通商産業研究社，2012

引用文献

1）日本医学物理学会編：外部放射線治療における水吸収線量の標準計測法—標準計測法12．通商産業研究社，2012

吸収線量計測の原理

光子線・電子線・荷電粒子線の吸収線量計測

たとえば

　デンキナマズの検査官が，温度・気圧・電位・電圧などをかけた補正を与えています（吸収線量計測）.

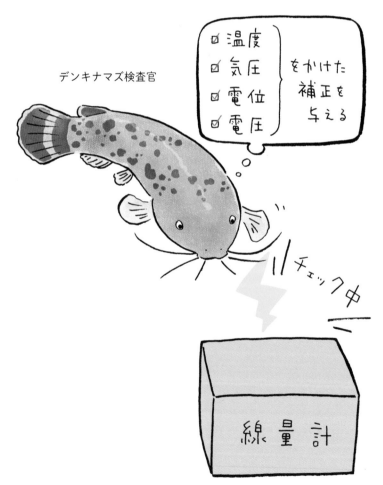

　治療施設で用いる光子線・電子線・荷電粒子線の吸収線量計測は，医療用線量標準センターで校正を受けたリファレンス線量計によって行われます．吸収線量計測の線量計や校正深，ファントムなどの条件はそれぞれの線質ごとに定められた基準条件でなくてはなりません[*]．

　線量計は放射線の種類，エネルギー，温度，気圧などさまざまな条件によってレスポンスが変わるため，これらの補正を行うための係数が必要となります．この電離箱の感度変化のうち線質にかかわる補正係数は，線質変換係数kとよばれます．kは線質ごと，電離箱ごとに理論的に計算された値が与えられています[*]．吸収線量計測において線量Dは，線量計の表示値Mと校正によって求まった水吸収線量校正定数N，線質変換係数kから次のように求まります．

$$D = MNk$$

　また，上式の線量計の表示値Mは以下に定義されているように，さまざまな測定環境に起因する補正係数を掛けた後の値となっています．

$$M = \overline{M}^{\mathrm{raw}} k_{\mathrm{TP}} k_{\mathrm{elec}} k_{\mathrm{pol}} k_{\mathrm{s}}$$

$\overline{M}^{\mathrm{raw}}$は線量計の表示値の平均値です．各補正係数の定義は以下のとおりです．

k_{TP}：温度気圧補正係数

　　温度や気圧の変化の影響に対する補正係数です．

k_{elec}：電位計校正定数

　　電位計と電離箱を分けて校正する場合に使われる電位計の校正定数です．

k_{pol}：極性効果補正係数

　　測定の際は電離箱に電圧をかけます．この電圧の正負による表示値の相違を補正する係数です．線質によって値が変わります．

k_{s}：イオン再結合補正係数

　　放射線照射により電離箱内で生じた電子と陽イオンが電荷として集められる前に再結合してしまうことにより，電荷の収集効率が下がることを補正するための係数です．線質によって値が変わります．

[*]各放射線の基準条件および線質変換係数は「外部放射線治療における水吸収線量の標準計測法」[1)]を参照してください．

引用文献

1）日本医学物理学会編：外部放射線治療における水吸収線量の標準計測法―標準計測法12．通商産業研究社，2012

第 ② 章
医用放射線発生装置

そもそも放射線を発生させる装置って色んな部品がありますが，それぞれ何してるのでしょうか？

メダカ

そうですね…．たくさんの部品が治療にかかわっていますね．それぞれの仕組みについて私の仲間とともに見ていきましょう！

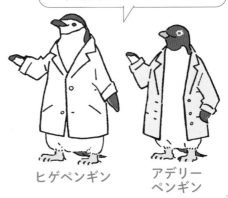

ヒゲペンギン

アデリーペンギン

本章で一緒に学ぶ主な仲間たち

カニ

チョウチンアンコウ

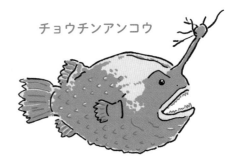

英語名・cancer．「がん」も英語でcancer．がんとして登場．

突起から光を出す様子は，放射線治療装置としてたとえられている．

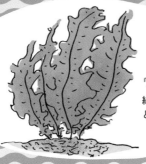

ワカメ

線量モニターなど
として登場.

トビウオ

波にのってぐんぐん前に進
む様子が, 加速器のなかの
電子にたとえられている.

デンキクラゲ

口が+のクラゲは陽子,
口が中のクラゲは中性
子として登場.

岩

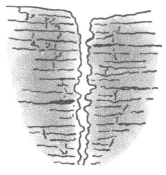

層状の岩盤などは,
多分割コリメーター
として登場.

Here we go !

装置の中を
見に行くぞ!

X線・電子線治療装置

線形加速器

たとえば

電子をトビウオにたとえます．トビウオが波（電場）に乗ってどんどん加速するとします．今，トビウオが岩（金属）にぶつかり，幽体離脱しました（X線）．

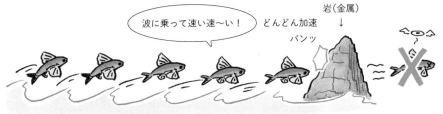

トビウオ（電子）が波の力（電場）でどんどん加速（電子線）

波に乗って速い速〜い！　どんどん加速　バンッ　岩（金属）↓

波の高さ（電場）は一定　　幽体離脱したトビウオ（X線）

放射線治療のX線・電子線照射装置では電子にエネルギーを加えていくことで電子線を作ります．また，電子線が金属に衝突すると制動放射（p.32参照）によりX線が発生します．

放射線治療の対象疾患は体内の浅部〜深部に存在するため，それぞれに対応できる放射線治療装置が臨床現場では望ましいと考えられます．

現在のX線・電子線治療装置において，線形加速器を用いて数種類のエネルギーの電子線およびX線による治療ができる装置が主流となっています．

もっと詳しく

　現在のX線・電子線治療装置は医療用リニアックとよばれており，その主な内部構造は図1のとおりです．医療用リニアックでは，ヘッドの線形加速器（図2）により電子を既定のエネルギーまで加速して，X線や電子線などの治療ビームを発生させています．なお，電子線を金属に照射することで制動放射（p.32参照）によってX線は発生します．電極を直線状に並べた加速電場によって加速する装置を線形加速器とよびます．加速できるエネルギーは加速器の長さ，加速電場の強さや周波数に依存します．

種類

　高周波の利用方法には，①高周波の入射波で電場を発生させて加速する方法（進行波型）と②高周波の入射波とそれによって発生する反射波を共鳴させて電場を発生させて加速する方法（定在波型）の2種類あります．②の方法は電場の強度が高く取りやすく，単位長さあたりの加速効率が高いため，①に比べて短い距離で高いエネルギーまで加速が可能です．そのため，多くの医療用リニアックには，②の方法が採用されています．

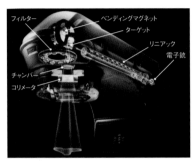

（写真提供：バリアン
メディカル システムズ）

図1　医療用リニアックのヘッドの内部構造

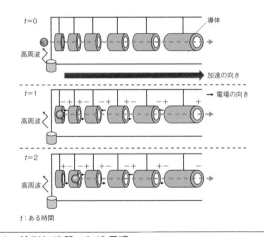

t：ある時間

図2　線形加速器の加速原理

構造は複数の導体で作られた円筒を並べたもの．円筒には電極がついており隣り合った円筒どうしが異符号の電位をもち，高周波電圧を印加することによって電子を加速させている．円筒間には電場が発生し電子に力がはたらくが，円筒の内部は一様な電位で電場が存在せず電子は力を受けない．円筒の長さと印加する高周波の周波数を調整することで，円筒の中を通る電子が円筒間を通過するたびに加速させることができ，電子を既定のエネルギーまで到達させる．

X線・電子線治療装置

線量モニター

たとえば

泡をまとったワカメ（線量モニター）を魚群（放射線）が通過したときに発生する泡の量（線量）を計ること（モニター）にたとえられます.

放射線が線量モニター内の空気を電離する量を線量として計測します.

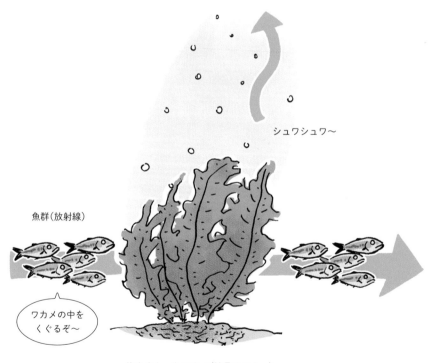

発生する泡の量（線量）

シュワシュワ〜

魚群（放射線）

ワカメの中を
くぐるぞ〜

泡をまとったワカメ（線量モニター）

もっと詳しく

　医療用リニアックから放出される放射線は，さまざまな構造体をもつ医療用リニアックのヘッド内部を通過して患者まで到達します．主な医療用リニアックのヘッド内部の機器構成を図1に示します．患者に照射される放射線の線量を監視するために，ヘッド内部には線量モニター（モニターチェンバー）が設置されています．この線量モニターによって，医療用リニアックは過剰/過少照射にならないようにリアルタイムで線量を確認できるように設計されています．また，この線量モニターが治療計画で決定された値に到達すると，医療用リニアックから放射線の照射が止まるようになっています．そのため，ユーザー側が電離箱などにより実測した基準点での線量と線量モニターの値を定期的に確認/校正し，医療用リニアックからの照射線量を一定の精度範囲に保っています．AAPM（The American Association of Physicists in Medicine：米国医学物理士協会，p.194参照）のタスクグループレポート142では，その照射線量の精度が毎月の品質保証作業によって2%以内を担保することが明記されています．

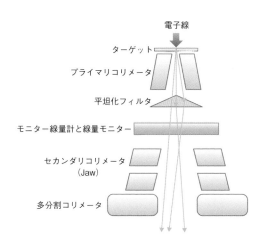

図1　医療用リニアックのヘッド内部の機器構成
線量モニターによって，過剰/過少照射にならないように線量を制御できるよう設計されている．

X線・電子線治療装置

多分割コリメータ（MLC）

たとえば

　魚群を放射線，岩を多分割コリメータとします．

　多分割コリメータは，重ね合わせた金属板を動かして放射線が出てくる隙間を作ることで，がんの形状などに合わせて放射線を照射するためのものです．

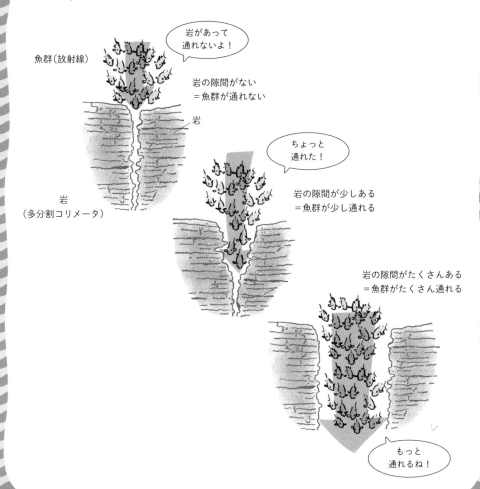

もっと詳しく

MLC(multi-leaf collimator：多分割コリメータ，図1)は，さまざまな標的の形状に合わせて不整形な照射野を形成するために医療用リニアックに搭載されています．MLCは左右で対に配置されており，目的の照射野形状を達成するために各エネルギーのX線を十分に遮蔽できるような材質(タングステンなど)と厚みで設計されています(医療用リニアックに搭載されているMLCの形状や大きさ，駆動方法などはメーカーごとにさまざまです)．

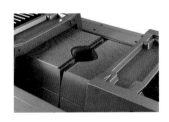

図1　MLCを使用して意図した形状の照射野を作成

(写真提供：エレクタ株式会社)

このMLCの駆動を制御することによって，IMRT(intensity modulated radiation therapy：強度変調放射線治療)や3D-CRT (three-dimensional conformal radiation therapy：3次元原体照射)などで必要となる照射技術が実現可能となり，腫瘍形状に合わせて線量を付与することができるようになりました．

IMRTでは，このMLCの駆動を精密に制御することで複数の複雑な照射野を形成し，それによって放射線の強弱(線量の増減)をつけることでより腫瘍の周辺にある正常組織の線量を低く抑えたまま，腫瘍に限局して高線量を付与することができます．そのため，IMRTではMLCの開口幅は通常の3D-CRTよりも一般的に狭くなるので，MLCがもつ特性(MLCからの漏洩線量など)を把握し，考慮することが不可欠です．

臨床につなぐ

IMRTでは複雑なMLCの駆動制御が要求されるため，まさにMLCはIMRTの照射技術の心臓部に相当します．そのため，各メーカーが独自の技術でMLCの開発に力を注いでいます．

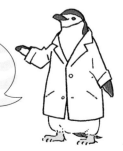

X線・電子線治療装置

位置決め透視装置

　X線で人体を透視することで，主に人体の骨の位置情報から放射線が照射される範囲を適切に位置調整するものです．

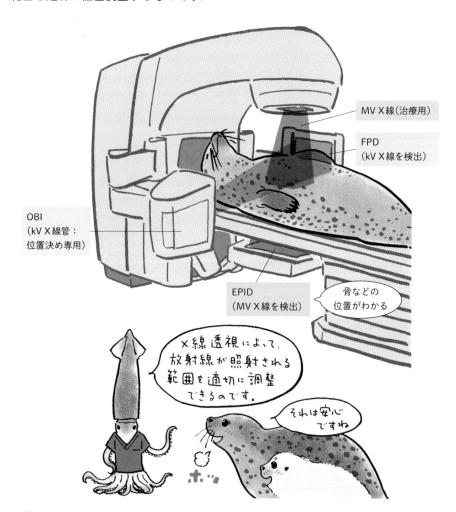

MV X線（治療用）

FPD
（kV X線を検出）

OBI
（kV X線管：
位置決め専用）

EPID
（MV X線を検出）

骨などの
位置がわかる

X線透視によって，放射線が照射される範囲を適切に調整できるのです．

それは安心
ですね

ホッ

FPD（flat panel detector：X線平面型検出器）

もっと詳しく

　現在の医療用リニアックでは，EPID（electronic portal imaging device）やOBI（on board imager）といったX線透視画像を撮影できる機器が同時に搭載されることがほとんどになってきています．その結果，患者の治療位置を確認および修正する放射線治療（IGRT，p.142参照）の実施が可能です．さらに，医療用リニアックの一部ではなく，周辺機器として位置決め透視装置が搭載されることもあります．その場合，治療台や医療用リニアックのヘッド角度（位置）などに影響を受けないこと，医療用リニアックと独立した位置確認ができるなどの利点も考えられます．

　EPIDではMVのエネルギーをもつ治療用X線でのX線透視画像が取得可能です．そして，OBIでは医療用リニアックに搭載されたkVのエネルギーをもつX線管によるX線透視画像が撮影できます．それぞれで得られる画像のコントラストや治療用X線照射軸との一致/不一致などの点が存在するため，それらを加味して利用する必要があります．MVを用いるX線透視画像ではkVを用いるX線透視画像に比べて画像コントラストが悪いため，骨などの代表的な人体構造の確認が主です．また，放射線治療では治療前に標的近傍などに小さな金属マーカーなどを留置し，それを目印に治療を実施することも多いです．その際には，MVのX線透視画像ではその金属マーカーなどを確認することがむずかしいことが考えられるため，kVのX線透視画像が用いられることが多いです．

臨床につなぐ

位置決め透視装置により患者を治療位置へセットアップする際，位置誤差を補正しながら放射線治療を行うことが可能です．そのため，医療用リニアックでの放射線治療のさまざまな照射法に一般的に利用されています．また，実際の照射位置や照射野の記録という面でも利用されます．

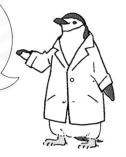

Ｘ線・電子線治療装置

CBCT装置

　半回転以上の角度において，さまざまな方向からの人体のＸ線透視画像を取得し，それらの画像データからCT画像を再構成するものです．人体の骨のみでなく軟部組織などの位置情報から放射線が照射される範囲を適切に位置調整するために利用されます．

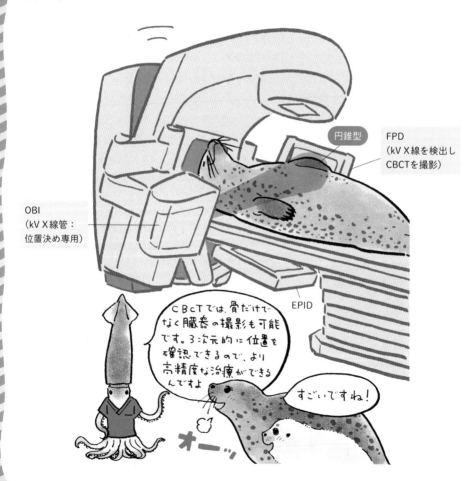

円錐型

FPD
（kV X線を検出し
CBCTを撮影）

OBI
（kV X線管：
位置決め専用）

EPID

ＣＢｃＴでは，骨だけでなく臓器の撮影も可能です．3次元的に位置を確認できるので，より高精度な治療ができるんですよ

すごいですね！

オーッ

　医療用リニアックでは治療用X線・電子線とは別の軸上に搭載されている，患者照射位置合わせ用のkVのX線管と対に設置されているkV imager(FPD〔flat panel detector：X線平面型検出器〕)から構成されるOBIを利用して，CBCT(cone beam computed tomography：コーンビームCT)の撮影が可能です．これにより，治療計画CTと治療時に取得するCBCT画像を用いて患者位置の照合を行うことで，計画通りの患者や標的位置での治療を行う画像誘導放射線治療が可能となります．

　CBCTは，治療計画に使用するCT装置などとは異なり，コーン(円錐)状に広がったX線を利用しているため(図1)，とくに辺縁の画質は通常のCT画像と比べると悪くなってしまいます．また，体軸方向の撮影範囲も一般的に狭いため，確認したいところに絞って撮影することも必要です．CBCT画像は一般的な治療計画用CT画像に比べて，使用しているX線の出力やFPDの特性から低コントラストの分解能が劣る傾向にあります．なお，FPDの特性から時間分解能も劣っているため，心臓や肺などの動きを伴う臓器を対象として撮影する際は考慮が必要です．

　このX線管やkV imagerは，使用時のみ医療用リニアックよりアームが飛び出す機構となっており，治療ビーム放出時に放射線治療の妨げにならないように工夫されています．

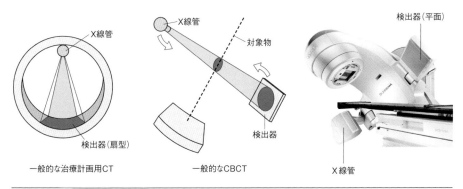

一般的な治療計画用CT　　　　　一般的なCBCT

X線管　　検出器(平面)　対象物　検出器　検出器(扇型)　X線管

図1　一般的な治療計画用CTとCBCTとの比較および実際に医療用リニアックに搭載されているCBCT装置

(写真提供：バリアン メディカル システムズ)

第2章　医用放射線発生装置

陽子線・重粒子線治療装置

イオン源・入射器

たとえば

イオン源をサンゴ，粒子をサンゴの卵とし，前段加速器を海流とします．

陽子線や重粒子線(炭素線)などの粒子線を発生させるには，その"卵(粒子)"を作ることが重要です．イオン源では，粒子線の"卵"を作ることができます．また，作った"卵"はそのままでは動き出さないので，前段加速器などを利用して動き出すことを手助けします．

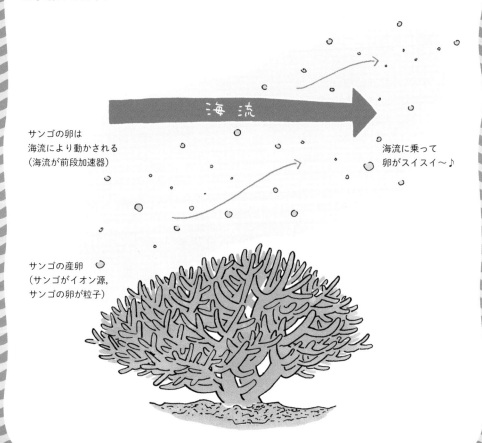

海流

サンゴの卵は
海流により動かされる
(海流が前段加速器)

海流に乗って
卵がスイスイ〜♪

サンゴの産卵
(サンゴがイオン源，
サンゴの卵が粒子)

もっと詳しく

　粒子線治療では，陽子や炭素イオンなどの正の電荷をもった粒子を照射します．中性の水素ガスやメタンガスから電子を剝ぎ取って正イオンを作る装置をイオン源といいます．そこで，磁場によって閉じ込められた高密度なプラズマ（電子とイオン，原子，分子で構成され，全体で電気的に中性な状態）中で電離を繰り返し生じさせ，引き出し電極から目的の価数の正イオンが引き出されます．電離に適した運動エネルギーをもつ電子を得るには，フィラメント陰極を加熱し熱電子を放出する方法（PIGイオン源：penning ion gauge ion source）と，プラズマに高周波を入射し電子を加熱する方法（ECRイオン源［電子サイクロトロン共鳴イオン源：electron cyclotron resonance ion source]）とがあります．前者は1価，後者は多価イオン生成に適します．加速器の種類によって，直接，イオン源から主加速器に入射する場合（サイクロトロン，シンクロサイクロトロンなど）と，前段の直線形加速器であらかじめ核子あたり数MeV〜7MeV程度まで加速してから入射する場合（シンクロトロンなど）があります．イオン源から直線形加速器までを含めて入射器と総称します（図1）．直線形加速器部分は，RFQリニアック（高周波四重極型リニアック：radio-frequency quadrupole linac）を経て，ドリフトチューブ型のリニアックで構成されます．イオン源で生成されたイオンは，加速電圧により運動エネルギーを得ることができます．イオンビームとは質量電荷比の等しい粒子群が一方向へ運動する系のことです．本章では，イオンビームのことをビームと称します．

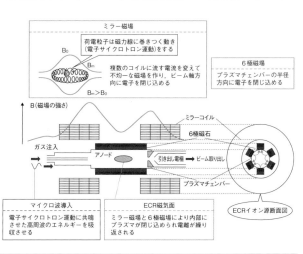

図1　イオン源・入射器

引用・参考文献
1）石川順三：荷電粒子ビーム工学，コロナ社，2001
2）高木俊宜：電子・イオンビーム工学，電気学会，1995
3）山田聰ほか：重粒子線がん治療装置建設総合報告書，放射線医学総合研究所，1995

陽子線・重粒子線治療装置

サイクロトロン

たとえば

　がん治療では，作られた粒子線の"卵（粒子）"を必要な速さに加速させることが重要です．粒子線の加速器では，粒子線の"卵"にエネルギーを加えていくことで加速させることができます．

　複数の粒子をサンゴの卵の塊とし，サンゴの卵の塊（複数の粒子）を持ったペンギンをサイクロトロン加速器とします．ペンギンの回転スピードは一定で，徐々にヒモが伸びてきて，最後にサンゴの卵の塊を投げ飛ばす動きをします．

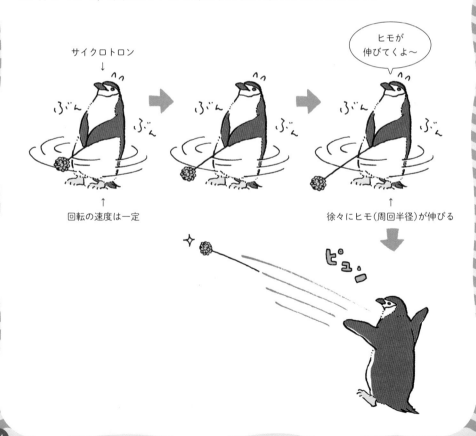

サイクロトロン
↓

ぶん　ぶ〜ん

↑
回転の速度は一定

ヒモが伸びてくよ〜

ぶん　ぶ〜ん

↑
徐々にヒモ（周回半径）が伸びる

ピュン

もっと詳しく

　電子と比べ非常に重い粒子を加速するためには，円形軌道を繰り返し周回しながら加速するほうが装置を小型化することができます．円形加速器は磁場中を荷電粒子が通過すると，フレミングの法則に従いその軌道が曲がる特性を利用し，周回途中で電場による加速を繰り返します．粒子線治療の加速器は，陽子線治療装置で利用されている加速器の一つです．磁場と，電場で加速するタイミング（加速周波数）をそれぞれ固定するか変調するかで分けられます．

　磁場と加速周波数を固定するサイクロトロン（図1）は基本的な加速器です．回転半径は粒子の運動エネルギーが高くなるほど大きくなるので，螺旋回転となります．しかし，治療に必要な粒子の運動エネルギーへ達するためには，相対論的効果を無視できなくなります．そのため，粒子線治療では粒子の軌道に沿って空間的に磁場を変化させることでその相対論的効果を加味したAVFサイクロトロン（周回変動磁場型サイクロトロン：azimuthally varying field cyclotron）が利用されています．サイクロトロンの構成は，正イオンの粒子を供給するイオン源，磁場を発生する電磁石と加速用の電極です．一般的には，サイクロトロンから取り出されるビームのエネルギーは一定なので，加速器の出口でエネルギー吸収体を通してエネルギーを減衰させ変調します．サイクロトロンから供給されるビームはミクロに見ると加速周波数に伴ったパルス状ですが，マクロに見ると連続とみなすことができます．

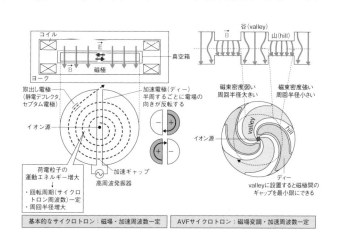

図1　サイクロトロン
磁場と加速周波数が一定な加速器.

引用・参考文献
1) 木原元央，亀井亨：加速器科学（パリティ物理学コース），丸善出版，1993
2) 日本加速器学会編：加速器ハンドブック，丸善出版，2018
3) 木村嘉孝編著：高エネルギー加速器，共立出版，2008
4) Wioletta Wieszczycka and Waldemar H Scharf：Proton Radiotherapy Accelerators，WSPC，2001
5) Narayan Sahoo：Particle Radiotherapy，Springer 1st edition，2016
6) Harald Paganetti：Proton Therapy Physics，CRC Press，1st edition，2011

陽子線・重粒子線治療装置

シンクロトロン

たとえば

　複数の粒子をサンゴの卵の塊とし，サンゴの卵の塊（複数の粒子）を持ったペンギンをシンクロトロン加速器とします．ペンギンの回転スピードは，最初は遅く，徐々に速くなる動きをします．また，ヒモの長さは一定で，最後に卵の塊を投げ飛ばす動きをします．

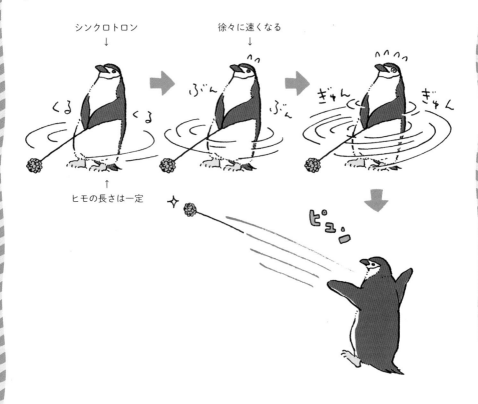

もっと詳しく

　シンクロトロンは磁場と加速周波数の両方を変調させる加速器です(図1). 陽子線治療装置および重粒子線治療装置で利用されている加速器の一つです. サイクロトロンでは粒子はらせん軌道で周回しましたが, シンクロトロンでは一定の回転軌道を周回します. そのためには, 粒子の運動エネルギーが高くなれば磁場をより強くし, それに伴う回転周波数の増加に対して加速周波数を同期させる必要があります. シンクロトロンは, 回転軌道上に, 軌道を曲げる2極の電磁石(偏向電磁石)と高周波加速空洞が設置されます. そのあいだに, 粒子軌道を安定させる多極の電磁石(集束電磁石など), ビームの入出射口, モニタなどが配置されています. これらリング上の装置の動作も粒子の加速に同期される必要があります. また, シンクロトロンは前段加速器が必要です. イオン源からの低エネルギーの粒子は互いのクーロン斥力によりビームが広がり, かつ加速による粒子速度の変化が大きすぎると一定軌道を周回することがむずかしくなるからです. 入射器からビームが入射されると, この1パルス内で粒子の捕獲, 加速, 取り出し, 減速をします. このとき, リング内にビームを溜めておき, 数秒かけて徐々に取り出します. 現在では, 1パルス内でビームを最大エネルギーにまで加速し, 最小エネルギーにまで徐々に変調しながらビームを取り出す運転方法が開発されました. 1パルス内で使いきれなかったビームは装置を放射化させないように, 減速してから捨てられます. サイクロトロンと比べると, ビームは連続でなく強度は小さくなります.

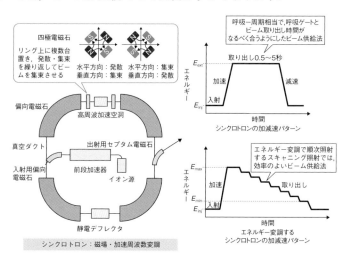

図1　シンクロトロン
磁場と加速周波数の両方が変調する加速器.

第2章 ●●● 医用放射線発生装置

陽子線・重粒子線治療装置

シンクロサイクロトロン

たとえば

　複数の粒子をサンゴの卵の塊とし，サンゴの卵の塊（複数の粒子）を持ったペンギンをシンクロサイクロトロン加速器とします．ペンギンの回転スピードは，最初は速く，徐々に遅くなり，同時に，徐々にヒモが伸びてきて，最後に卵の塊を投げ飛ばす動きをします．

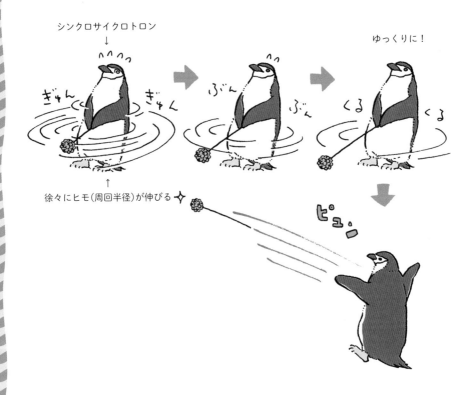

シンクロサイクロトロン
↓

ゆっくりに！

ぎゅん　ぎゅん

ぶん　ぶん

くる　くる

↑
徐々にヒモ（周回半径）が伸びる

ピュン

　磁場を固定し，加速周波数を変調する加速器は，シンクロサイクロトロン（図1）です．FMサイクロトロン（周波数変調型サイクロトロン：frequency modulated cyclotron）ともよばれています．陽子線治療装置で利用されている加速器です．粒子の運動エネルギーが高くなり相対論的効果を無視できなくなると，質量が増し回転周波数は小さくなります．そのため，回転周波数に同期させるよう，周回半径が大きくなるほど加速周波数を小さくします．加速周波数が一定であるサイクロトロンなどでは一定の時間間隔で正イオンの粒子をイオン源から補給可能ですが，変調されているサイクルでは補給することができず，次のサイクルを待たなければなりません．そのため，間欠的なビームになります．これまでは，粒子線治療で利用されている加速器はサイクロトロンとシンクロトロンが主流でした．近年，陽子線治療装置では超伝導磁石を用いたシンクロサイクロトロンが開発され，よりコンパクトな治療装置が提供されています（表1）．

第2章　●●　医用放射線発生装置

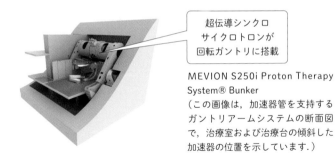

超伝導シンクロ
サイクロトロンが
回転ガントリに搭載

MEVION S250i Proton Therapy System® Bunker
（この画像は，加速器管を支持するガントリアームシステムの断面図で，治療室および治療台の傾斜した加速器の位置を示しています．）

図1　シンクロサイクロトロン

（画像提供：Mevion Medical Systems, Inc,）
Image courtesy of Mevion Medical Systems, Inc. All rights reserved.

**表1　陽子線治療装置で利用されているサイクロトロンと
シンクロサイクロトロンの大きさの比較**

陽子線加速器（メーカー）	加速器の直径	加速器の重さ
常伝導サイクロトロン（IBA, Sumitomo）*	4.3m	220t
超伝導サイクロトロン（Varian）	3.1m	90t
超伝導シンクロサイクロトロン（Mevion）	1.8m	20t

＊超伝導技術を用いた小型加速器の製品化や開発も行っている．

引用・参考文献
1）Ute Linz：Ion Beam Therapy，Springer，2011

陽子線・重粒子線治療装置

回転ガントリ

たとえば

　粒子を魚，たくさんの粒子（粒子線）を魚の大群，がん組織をカニとします．魚が
くるくる回転する，くねった狭いトンネルを泳いでいく様子に似ています．

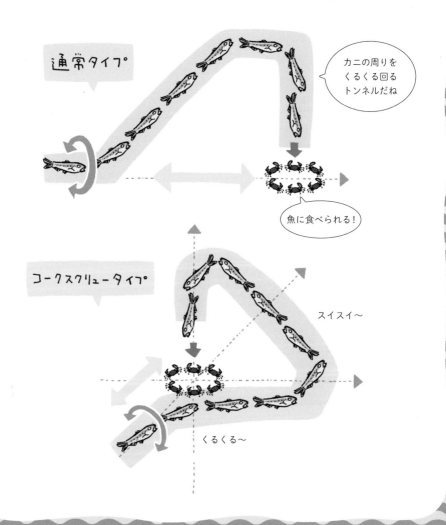

通常タイプ

カニの周りを
くるくる回る
トンネルだね

魚に食べられる！

コークスクリュータイプ

スイスイ〜

くるくる〜

縦書きの見出し部分：第2章 ● 医用放射線発生装置

　陽子線・重粒子線治療において，標的への線量集中性を向上させ，正常組織の被ばくを低減させるには，様々な方向からの照射が可能な巨大な回転ガントリ（図1）が必要です．加速器から取り出されたビームは，ビームラインを通って，回転ガントリ部分に達します．ビームラインの進行方向を軸にし，円錐や円筒状の支柱構造をもつガントリが回転します．この支柱上にビームラインが載っており，偏向電磁石と集束電磁石が配置されています．これらの磁場により，回転軸に対して垂直な面にビームラインを振り上げてから，アイソセンタに向けてビームを振り下ろすように曲げて輸送します．ガントリの下流にビームを成形する装置が配置されたノズルとよばれる部分が存在します（次項以降参照）．ガントリの大きさを決める要因は，治療で必要な粒子の運動量の大きさとビームを曲げる偏向電磁石の強さの関係です．炭素線の場合は陽子線の約3倍の強さの磁場が必要であり，ガントリが巨大化します．また，仮想線源と患者との距離（SAD［線源回転軸間距離：source to axis distance］）もその一つです．パッシブ照射ならビームを広げるために，スキャニング照射ならビームを走査して照射野を確保するために，陽子線で2～3m，炭素線で8～9m必要となります．近年，スキャニング照射技術を活用した強度変調ビーム治療の需要が高まり，陽子線治療のみではなく炭素線治療でも，回転ガントリが必要とされています．ノズル部分に組み込まれていたスキャニング電磁石を，最後の偏向電磁石の前に設置することで回転半径が縮小され，超伝導電磁石を用いることで大幅に軽量化されました．

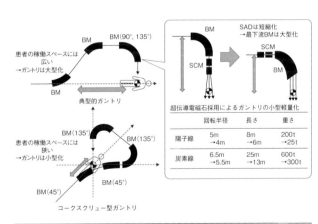

図1　回転ガントリ
BM：bending magnet，SCM：scanning magnet

引用・参考文献
1）Wioletta Wieszczycka and Waldemar H Scharf：Proton Radiotherapy Accelerators，WSPC，2001
2）Harald Paganetti：Proton Therapy Physics，CRC Press，1st edition，2011
3）Ute Linz：Ion Beam Therapy，Springer，2011

陽子線・重粒子線治療装置

照射器

たとえば

　粒子を魚，たくさんの粒子（粒子線）を，魚の大群とします．また，がんの分布を魚のエサとします．照射機器は，大群が狭いトンネルから広い洞窟へ抜けて，エサがあるその先の細い洞窟へ泳いでいく様子に似ています．

エサ（がんの分布）をめがけて一斉に魚が泳いでくる

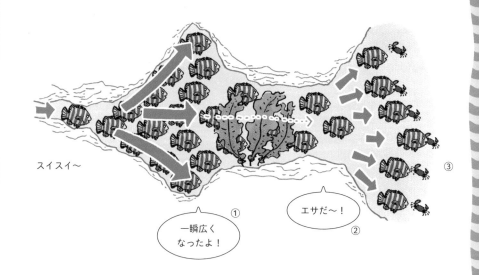

　放射線治療において加速器から出てくるビームは，ほぼ単一エネルギーの細い形状なので，ビームを広げて腫瘍の形に切り出すまでにおよそ3つの過程を経ます．
　照射器の種類は，パッシブ照射器，スキャニング照射器などがあります．

パッシブ照射器の構造：① ビームの垂直方向に拡大

散乱体とエネルギー吸収体を用いて細いビームを一様に広げます．静的に拡大する二重散乱体法（図1）と，動的に拡大するワブラー法（図2）があります．

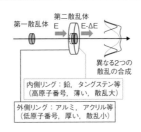

第一散乱体　第二散乱体 E　E-ΔE

異なる2つの散乱の合成

内側リング：鉛，タングステン等
（高原子番号，薄い，散乱大）

外側リング：アルミ，アクリル等
（低原子番号，厚い，散乱小）

図1　二重散乱体法

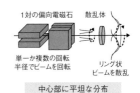

1対の偏向電磁石　散乱体

単一か複数の回転
半径でビームを回転

リング状
ビームを散乱

中心部に平坦な分布

図2　ワブラー法

パッシブ照射器の構造：② ビームの進行方向に拡大

ビームをさまざまな厚みをもつ吸収体に通し，エネルギーを減衰させます．厚みに応じてブラッグピークの位置が患者の体内で変化するので，重ね合わせたとき標的の厚みをカバーするように深さ方向に広げた（SOBP；spread out Bragg peak，p.109）平坦な分布を作ります．吸収体には空間的に拡大させるリッジフィルタ（図3）と，時間的に拡大させる回転ホイール（図4）があります．

アクリル，
レキシン等

プロペラに不均等な厚みをもつ
回転するエネルギー吸収体

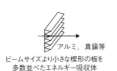

アルミ，真鍮等

ビームサイズより小さな楔形の板を
多数並べたエネルギー吸収体

図3　リッジフィルタ

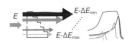

患者体内で
深さ方向に平坦な分布

E　　　$E-\Delta E_{min}$

$E-\Delta E_{max}$

図4　回転ホイール

パッシブ照射器の構造：
③ 腫瘍の形に成形（図5）

吸収体（ボーラス）を腫瘍の最深部に合わせて彫り込み，ビームの停止位置を腫瘍の形状にフィットさせます．コリメータを使って，腫瘍の形状を横方向に2次元で投影した照射野の形にくり抜きます．

パッシブ照射法では，SOBP幅が一定なので腫瘍の照射手前側で高線量領域ができてしまいます．

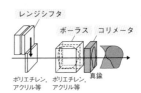

レンジシフタ

ボーラス　コリメータ

ポリエチレン，
アクリル等

ポリエチレン，
アクリル等

真鍮

エネルギー吸収体で深さ方向の微調整　余分なビームを停止
エネルギー吸収体で腫瘍の形状に最深部を微調整

横方向と深さ方向の腫瘍の形に成形

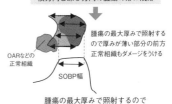

OARなどの
正常組織

腫瘍の最大厚みで照射する
ので厚みが薄い部分の前方
正常組織もダメージをうける

SOBP幅

腫瘍の最大厚みで照射するので
薄い部分の前方正常組織もダメージをうける

図5　腫瘍の形に形成

第2章　医用放射線発生装置

スキャニング照射器

　パッシブ照射法では実現不可能な，腫瘍の複雑な形状に沿って3次元的に照射する方法がスキャニング照射法（p.156参照）です．標的にたくさんのスポットを設定し，走査電磁石を用いて細くしたビームを走査してスポットごとに塗りつぶしていきます．スキャニング照射法は，レイヤ内でスポットごとにビームをON/OFFして塗りつぶすスポットスキャニング法と，レイヤ内ではビームをOFFにせずスポットで強弱をつけて一気に塗りつぶすラスタースキャニング法，ラインスキャニング法があります．体内の腫瘍までの到達深さを水等価厚に変換した各レイヤには，これに相当するエネルギーをもつビームを，高エネルギー側（深い側）から順に照射していきます．加速器からの出射エネルギーを1パルス内で変調するスキャン法（エネルギー変調スキャニング）の開発により，レンジシフタは不要となりました．吸収体によるビームのサイズの拡大や中性子線などの二次粒子の発生を抑制することができます．また，レンジシフタ挿入退避の時間（一動作あたり1秒程度）が削減され，照射時間の短縮が見込まれています．

引用・参考文献

1)Wioletta Wieszczycka and Waldemar H Scharf：Proton Radiotherapy Accelerators，WSPC，2001
2)Harald Paganetti：Proton Therapy Physics，CRC Press，1st edition，2011
3)Hirohiko Tsujii et al：Carbon-Ion Radiotherapy，Springer，2014
4)Arabinda Kumar Rath and Narayan Sahoo：Particle Radiotherapy，1st edition，Springer，2016

加速器型ホウ素中性子捕捉療法装置

中性子発生ターゲット装置／中性子減速材

たとえば

電気をもったクラゲを陽子とします．フィルター（ベリリウムやリチウム）をクラゲが通過すると電気を失ったクラゲ（中性子）に変化しました．

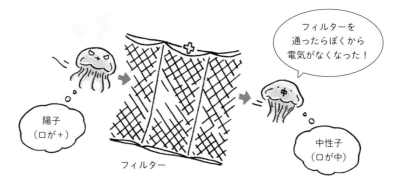

フィルターを通ったらぼくから電気がなくなった！

陽子（口が＋）

中性子（口が中）

フィルター

中性子発生ターゲット装置は，陽子線をベリリウムやリチウムへ照射することで，原子核反応により中性子を発生させます．

さらに，ワカメを減速材とします．クラゲ（中性子）がワカメ（減速材）にひっかかって浮遊速度が遅くなりました．

クラゲ（中性子）がワカメにひっかかって浮遊速度が遅くなる

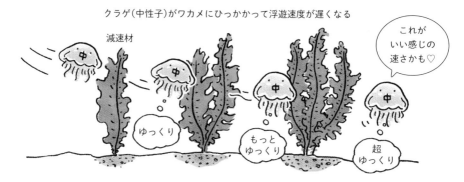

減速材

これがいい感じの速さかも♡

ゆっくり

もっとゆっくり

超ゆっくり

中性子減速材は，ベリリウムやリチウムへの陽子線照射によって発生した中性子のエネルギーをホウ素が中性子を捕捉しやすいエネルギーまで減速させるものです．

もっと詳しく

BNCTとは

まず，BNCT（boron neutron capture therapy：ホウ素中性子捕捉療法，p.158）とは，がん細胞に事前に取り込ませた^{10}B（ホウ素10）と熱中性子との核反応により生成されるα線と^{7}Li（リチウム7）によってがん細胞を選択的に治療する放射線治療法の1つです[1,2]．

加速器型BNCT装置とは

近年の研究成果によって，中性子を原子炉の代わりに陽子と標的材との反応によって確保する「加速器型BNCT装置」（図1）が提案されています．

種類

現在2種類の加速器型ホウ素中性子捕捉療法装置が臨床使用されています[3,4]．リチウムターゲットの装置は，a）リチウムターゲット＋低エネルギー陽子の反応により，ベリリウムターゲットの装置は，b）ベリリウムターゲット＋高エネルギー陽子の反応により，それぞれ中性子を発生させています[5~7]．中性子発生方法の差によって，主に①発生する中性子のエネルギーと②標的材における熱負荷の大きさに差があり，これらが装置の違いとなります（表1）[5,6]．

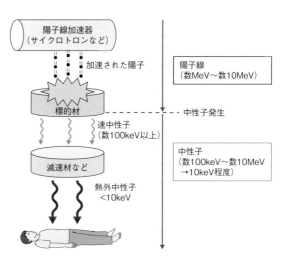

図1 加速器型BNCT装置の概要

表1 加速器型BNCT装置の概要

標的材	リチウムターゲット	ベリリウムターゲット
使用する陽子エネルギー	2.5MeV程度	8~30MeV程度
使用する陽子の電流値	10~20mA程度	数mA程度
発生中性子最大エネルギー	800keV程度	数10MeV程度
融点	180℃	1,278℃
熱伝導率	84.7W/m/K	201.0W/m/K

それぞれの陽子エネルギーは，それぞれの標的材の特性を考慮して設計されています[8]．

また，各装置から放出される理想的な中性子エネルギーは10keV程度とされているため，それぞれの装置で発生した中性子をこのエネルギーまで減速させる機構が必要となります．これは，中性子減速材の厚さや装置自体の放射化量の差，装置の大きさなどに影響します．

　標的材における熱負荷の大きさは，治療時の中性子量を十分確保するために必要な陽子の照射量や標的材の耐熱特性などが関係します[2,5~8]．さらに，耐熱特性もベリリウムターゲットのほうが優れているため，ベリリウムターゲットよりもリチウムターゲットのほうが熱負荷の対策が必要とされます．

引用・参考文献

1) Locher GL：Biological effects and therapeutic possibilities of neutrons．American Journal of Roentgenology 36：1-13，1936
2) 平塚純一ほか：ホウ素中性子捕捉療法(BNCT)審査WG報告書(平成30年度次世代医療機器・再生医療等製品評価指標作成事業)，p.1-86，2019
3) 住友重機械工業株式会社ホームページ，
https://www.shi.co.jp/info/2019/6kgpsq000000adt0.htmlより2021年2月25日検索
4) NCCホームページ, https://www.ncc.go.jp/jp/ncch/clinic/radiation_oncology/bnct/index.html より2021年2月25日検索
5) Nakamura S et al：Characterization of the relationship between neutron production and thermal load on a target material in an accelerator-based boron neutron capture therapy system employing a solid-state Li target．PLoS One 14(11)：e0225587，2019
6) Tanaka H et al：Experimental verification of beam characteristics for cyclotron-based epithermal neutron source (C-BENS)．Appl Radiat Isot 69：1642-1645，2011
7) Kumada H et al：Project for the development of the linac based NCT facility in University of Tsukuba．Appl Radiat Isot 88：211-215, 2014
8) Nakamura S et al：Dependence of neutrons generated by ^{7}Li(p,n) reaction on Li thickness under free-air condition in accelerator-based boron neutron capture therapy system employing solid-state Li target．Phys Med 58：121-130, 2019

放射性同位元素利用治療装置

コバルト照射装置

たとえば

　コバルト線源からの放射線が漏れないような頑丈な容器と，放射線を照射するために容器の穴まで線源を移動させる仕組みが必要です．アンコウ（線源）にたとえると，普段は巣にいるアンコウが巣穴から顔を覗かせたときに漏れる光（放射線）と似ています．

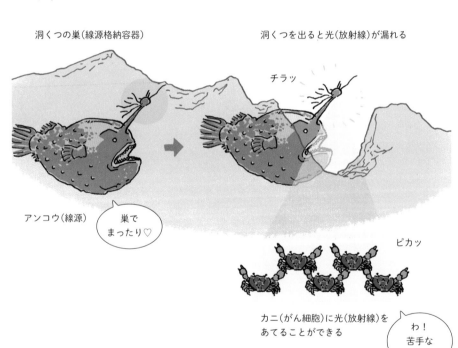

洞くつの巣（線源格納容器）

洞くつを出ると光（放射線）が漏れる

チラッ

アンコウ（線源）

巣でまったり♡

ピカッ

カニ（がん細胞）に光（放射線）をあてることができる

わ！苦手な光だ！

　昔はコバルト照射装置を外部放射線治療に用いてきましたが，現在はリニアック治療装置が主流となっています．線源はペレット状で，内径10〜15mm，有効高さ18.5mmの二重ステンレスカプセルに封入されています．^{60}Co(コバルト60)はβ崩壊で1.17MeVと1.33MeVのγ線を放出します．半減期が5.27年なので，約3年ごとに線源交換するのが理想です．

　コバルト照射装置は照射ヘッド部，治療台，照射ヘッド部と対向遮蔽板を回転させる駆動機構，操作卓などから構成されます．照射ヘッド部(図1)は，鉛で遮蔽されており，ビームOFF時には，劣化ウランやタングステン合金で遮蔽された位置に線源を移動させます．リニアック治療装置と同様，照射ヘッド部が回転するので全方位から照射可能であり，回転させながらの照射も可能です．線源の大きさがリニアック治療装置のX線ターゲットよりも10倍程度と大きいため，半影(ペナンブラ)が大きくなります．半影を小さくするために鉛などでのコリメータを皮膚近くに置くと，絞りからの散乱線や二次電子が発生することで皮膚障害のリスクがあります．そこで，タングステン合金製の球面状の絞りを多段に取り付けてなるべく散乱線を除去し，半影も小さくする機構となっています．

第2章　医用放射線発生装置

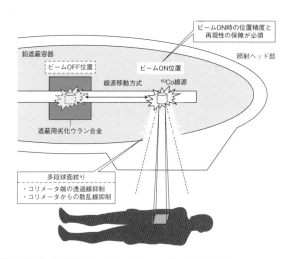

図1　コバルト照射装置（照射ヘッド部）
鉛で遮蔽されており，ビームOFF時には遮蔽された位置に線源を移動させる．

引用・参考文献
1) 西臺武弘：放射線治療物理学 第3版，文光堂，2011
2) 上坂充ほか監：医学物理の理工学　上巻，養賢堂，2012
3) 渡部洋一ほか：改訂 放射線治療科学概論，医療科学社，2008

放射性同位元素利用治療装置

ガンマナイフ

たとえば

　アンコウを線源，カニをがん細胞とします．ガンマナイフは，200匹のアンコウが半球面上のそれぞれの穴から中心のカニに向かって光（放射線）を照らす（照射する）ことにたとえられます．

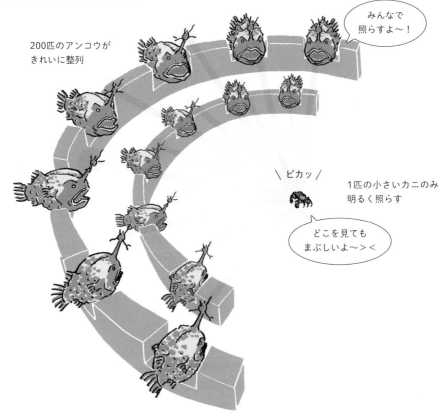

みんなで
照らすよ〜！

200匹のアンコウが
きれいに整列

＼ピカッ／

1匹の小さいカニのみ
明るく照らす

どこを見ても
まぶしいよ〜＞＜

　ガンマナイフの装置は，200個近くのコバルト線源を半球面上に配置し，半球面の中心点に向かって放射線が集中するように各コバルト線源のところに開閉可能な穴が付いています．

もっと詳しく

　ガンマナイフ(図1)は約200個の^{60}Co(コバルト60)線源からのγ線を4〜16mmにおのおのを細くコリメートして一点に集中して照射する装置です．装置は線源格納部，タングステン製のコリメータ，位置決めシステムで構成されます．線源格納部は円錐状で5列に線源が装備されており，さらに同心円上に8つのセクターに分かれています．コリメータは複数の異なる径を持ち，γ線を円形に絞ることができます．線源の8つのセクターは独立して前後に動きます．腫瘍の形状に合わせてコリメータ径を選択するか，ビーム経路に危険臓器がある場合は線源をブロックでき，1度の照射でさまざまなビーム径やシールドの組み合わせが可能です．治療台に寝た患者は定位フレームの4本ピンで頭蓋骨をしっかり固定することで，0.1〜0.5mmのγ線照射位置精度で治療することができます．最新型のガンマナイフでは，搭載されたCBCT(cone-beam computed tomography：コーンビームコンピュータ断層撮影)装置で位置決めが可能となり，さらに，照射中の患者の体動を赤外線によって監視することで，動いた場合はただちに照射を停止する機能が搭載されています．そのため，定位フレームを使わずにプラスチックマスクとヘッドクッションによる簡易な固定方法が可能となり，患者への負担が大きく低減したことで分割照射も容易になりました．

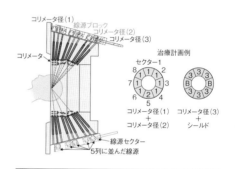

図1　ガンマナイフ
約200個の^{60}Co極小線源をドーナツ状に配置し，一点に集中して照射する装置.

ひとこと

　発明者の脳神経外科医 ラース・レクセル教授は，「radiosurgery! まるでメスで切り取ったようですね」と言ったようです．

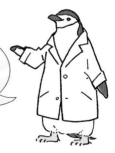

引用・参考文献
1)西臺武弘：放射線治療物理学 第3版，文光堂，2011
2)上坂充ほか監：医学物理の理工学　上巻，養賢堂，2012
3)Jagdish P. Bhatnagar, et al.：First year experience with newly developed Leksell Gamma Knife® Perfexion™, J Med Phys 34(3)：141-148, 2009

放射性同位元素利用治療装置

小線源治療装置

たとえば

アンコウを線源，カニをがん細胞とします．

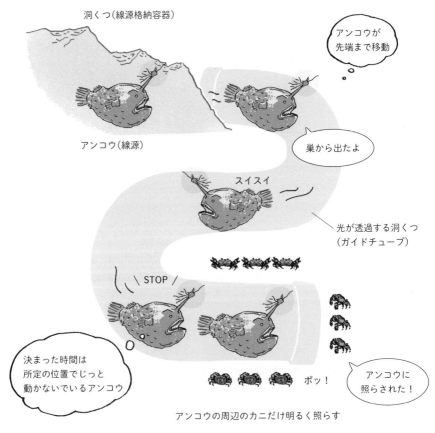

洞くつ（線源格納容器）

アンコウが先端まで移動

巣から出たよ

アンコウ（線源）

スイスイ

光が透過する洞くつ（ガイドチューブ）

STOP

決まった時間は所定の位置でじっと動かないでいるアンコウ

ポッ！

アンコウに照らされた！

アンコウの周辺のカニだけ明るく照らす

小線源治療装置は，線源格納容器とガイドチューブから構成されていて，線源がチューブ内を動くことができるようになっています．コバルト線源よりもエネルギーの低い線源を利用するので，放射線が届く範囲は線源近傍の周辺のみになります．

　小線源治療は，前出の外部照射とは異なり，小線源を体内に留置する内部照射です．部位によって，腫瘍に直接刺入する組織内照射と，管腔臓器に挿入し照射する腔内照射があります．そのため，術者の被ばくを低減するためのRALS(remote after loading system：遠隔操作式後充填装置)が必要となります．小線源治療装置(図1)は，線源格納容器，線源を患者体内へ固定するための器具(アプリケータ)，線源をケーブルや空圧で収納容器から往復させる導管(ガイドチューブ)，線源駆動機構などで構成されます．カプセルに充填された線源を，所定のチャンネルから遠隔操作でガイドチューブを通して体内に留置されたアプリケータに導入し，主にγ線を一定時間照射します．治療計画で線源は複数の停留位置と時間が指定されているので，これに従い線源をアプリケータの所定位置へ移送します．以前はX線シミュレータの2次元画像で治療計画や線源の位置確認が行われていましたが，MRI (magnetic resonance imaging：磁気共鳴画像法)やCT(computed tomography：コンピュータ断層撮影)の3次元画像を用いて，治療計画の最適化が行われるようになりました．これはIGBT(image-guided brachytherapy：画像誘導密封小線源治療)とよばれています．

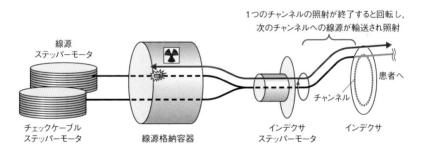

図1　小線源治療装置
線源を腫瘍に極めて近い位置へ留置する内部照射で用いる．

引用・参考文献
1) 西臺武弘：放射線治療物理学，文光堂，2011
2) 上坂充ほか監：医学物理の理工学　上巻，養賢堂，2012
3) Jack Venselaar and José Perez-Calatayud：A practical guide to quality control of brachytherapy equipment, European guidelines for Quality Assurance in radiotherapy, ESTRO Boolet　No.8, 1st edition, 2004

第 3 章
放射線治療計画

治療計画を立てるには
みんなどうしているの
でしょうか.

効果的な仕組みやシステムが
あるんですよ！

メダカ

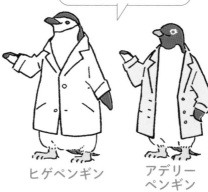

ヒゲペンギン

アデリー
ペンギン

本章で一緒に学ぶ主な仲間たち

オワンクラゲ

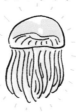

光るクラゲ．１匹が光る範
囲をカーネル，クラゲの進
み方をターマとしてたとえ
られている.

月

静かな夜の海をぼんやりと
照らす．海の中で広がる光
は，ペナンブラとしてたと
れられている．

ゴンズイ

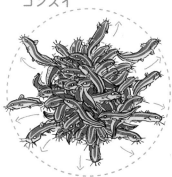

毒をもつ魚．球状に群れて
泳ぐ"ゴンズイ玉"は腫瘍と
して登場．

サケ

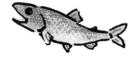

生まれた川の上流へ遡上す
る．遡上を助ける魚専用の
通路"魚道"になぞらえて
ＳＭＬＣやＤＭＬＣを解説
する項目に登場．

仕組みとシステムの中へ
潜っちゃお～

Here we go !

計算アルゴリズム

モデルベース（convolution法, superposition法）

たとえば

　光るクラゲをモデルベース*とします．1匹が光る範囲をカーネルとすると，クラゲの進み方はターマになります．

　モデルベースとは，光る範囲（カーネル）と進み方（ターマ）を分けて考え（モデル化），光る全体の範囲を求めることに似ています．superposition法は，場所によって1匹が光る領域を，複雑に変化させることに相当します．

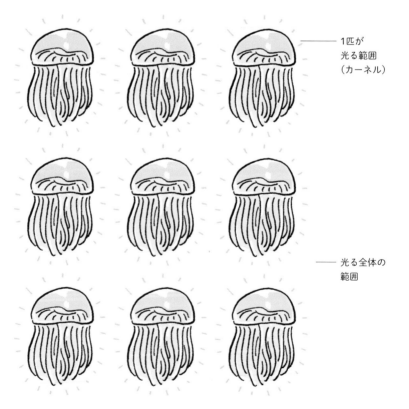

1匹が
光る範囲
（カーネル）

光る全体の
範囲

　昔の放射線治療では，体内組織をすべて水とみなして体内での線量分布を計算していました．しかし，体内は不均質であるため正確な線量分布を得ることはできませんでした．そこで，コンピューターの発達に伴い，より正確な体内線量分布を計算するためのモデルベース（図1）の線量計算アルゴリズムが開発されました.

　モデルベースの線量計算は，ターマとカーネルから計算されます．ターマはX線が体内の組織と衝突して失ったすべてのエネルギーです．カーネルはその周辺で吸収されたエネルギー割合です．この2つを重ね合わせる（コンボリューション）ことで，正確な線量分布を計算します.

　convolution法では，組織の密度に応じてターマのみを変化させ，カーネルは一定です.

　superposition法では，ターマもカーネルもどちらも変化させます.

　カーネルは，エネルギー・物質密度に大きく依存し，肺のような低密度領域ではカーネルは広がります．convolution法のような一定カーネルと比較すると肺領域では線量計算に大きな差があるため，肺領域ではsuperposition相当以上の線量計算アルゴリズムの使用が望まれます.

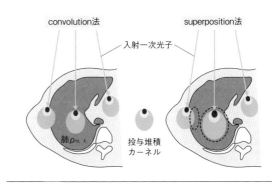

図1　モデルベース（convolution法とsuperposition法）
$\rho_{re, \lambda}$：水に対する肺組織の密度
計算アルゴリズムの違いによる入射X線が，体内でどのように広がるかを表す．superposition法では，convolution法と比較して肺領域で放射線の広がりをより正確に反映できる.

　モデルベースとは，放射線が体内を進むにつれて失うエネルギー（ターマ）と，体内で発生した散乱線が吸収されるエネルギー（カーネル）を重ね合わせて体内線量分布を求めるものです.

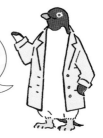

計算アルゴリズム

モンテカルロ法

たとえば

　モンテカルロ計算とは，放射線が体内物質とどのような相互作用を起こして，どちらに進んでいくかなどを確率論的に再現して，体内の線量分布を計算するものです．たとえば，ペンギンがこれから進もうとしている道をサイコロで決めるようなことです．

　しかし，1匹のペンギンの進む道がわかったとしても，他のペンギンは最初のペンギンとは違う道を進むかもしれません．つまり，たくさんのペンギンが進むデータがないと，この種のペンギンがどのように進む習性があるかはわかりません．

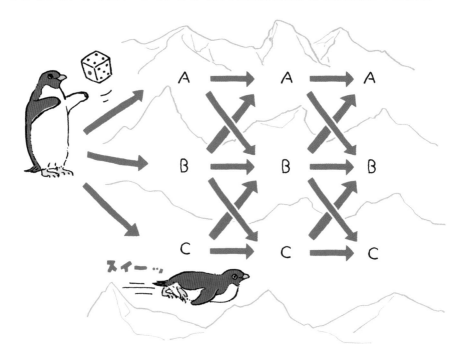

　一般的にモンテカルロ法の線量計算アルゴリズムでは，何回もの繰り返しデータが必要ですので線量計算時間が長いといわれています．

　モンテカルロ法(図1)では，放射線は光子，電子，陽電子に分類されます．入射する放射線と物質との相互作用によりエネルギーを失っていく過程で，位置・散乱・吸収などといった反応の種類・相互作用後の放射線の進行方向やエネルギーなどを確率論的に決定していくために，各種物理現象に対して乱数を用いて計算する方法です．

　放射線1本1本を正確に追跡していくことでモデルベース法よりも正確な線量計算を行うことができます．その計算過程では，リニアックヘッドを構成するさまざまな部品の物性や体内組織の特性を考慮して，照射装置から体内までの放射線の動きをエネルギーが失われるまで追跡します．計算で利用する放射線を増加することで計算精度は向上しますが計算時間は増加します．

第3章 ● ● 放射線治療計画

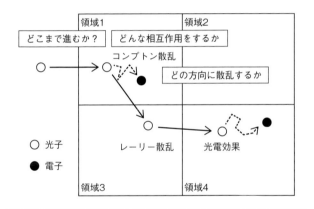

図1　モンテカルロ法
光子が物質に入射後の物理現象を表す．放射線は物質中で散乱・吸収しながらエネルギーを失っていく．

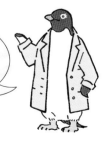

　確率を用いることから，カジノで有名な国家，モナコ公国の4つの地区(カルティ)の1つであるモンテカルロから名付けられました．

深部線量百分率(PDD)

光子線治療

たとえば

　魚をとるときに，とりたい魚が生息する深さに合わせて漁法を選びます．放射線治療もそれに似ています．水中に放射線を照射すると，放射線の種類やエネルギーによって線量分布が異なります．そのため腫瘍が体内のどの位置にあるかによって，適切な放射線の種類やエネルギーを選択しなければなりません．

　一般的に体内深部の治療には光子線治療(X線治療)が有効ですが，体表近くから体内深部にまで広がる腫瘍の場合にも使用されます．

　これは，海面近くから深部にいる魚を狙うときに，巻き網漁法(光子線治療を想定)を選ぶようなことです．エネルギーの選択に関しては，魚が集まっている深さに合わせて，網のサイズを変化させるようなことです．

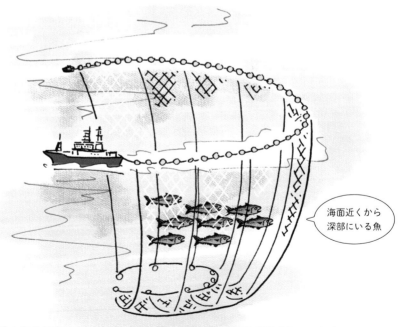

海面近くから
深部にいる魚

海面近くから深部を狙う漁法(巻き網漁法)は，X線治療と似ています．

　PDD（percentage depth dose：深部線量百分率）は，放射線の照射軸上で線量が最大となる深さ（d_{max}）に対する任意の深さの水吸収線量の百分率（％）として定義されます．

　光子線が水中に入射した場合（図1）に，水面から線量が最大になる深さ（d_{max}）までの領域はビルドアップ領域とよばれ，そのd_{max}までは線量が増加します．その後は指数関数的にゆるやかに線量が減少していきます．X線のエネルギーが高いほどd_{max}は深くなり，たとえば，6MVの光子線ではd_{max}は約1.5cmですが，10MVの光子線では約2.5cmです．10MVのような高エネルギー光子線では，深部まで高い線量を到達させることができる利点がありますが，一方で線量が低いビルドアップ領域が深くまで広がるという欠点があります．そのため，腫瘍の位置によってエネルギーの選択が必要となります．

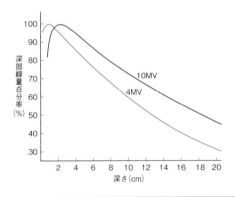

図1　光子線の深部線量百分率
最大になる深さ（d_{max}）を100％として，光子線の物質中での線量の減衰を表す．X線エネルギーが高いほど深い所まで線量が到達する．

体表面に近い領域に腫瘍がある温存乳房照射や頭頸部照射では4〜6MVのような低いエネルギー，深部にある肺，食道，前立腺や腹部では10MVのような高いエネルギーが使用されます．

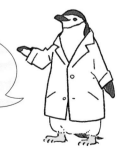

右側：第3章 ● ● 放射線治療計画

深部線量百分率(PDD)

電子線治療

たとえば

　海面近くの魚を狙う場合に棒受け網漁法を選びます．これは電子線治療に似ています．

　電子線は光子線と異なり飛程(p.38)をもつため，ある一定の深さまでしか到達しません．一般的に表面から浅いところにある腫瘍の治療に電子線治療が用いられます．さらに，エネルギーを変化させることで深部まで到達する距離を腫瘍の位置する深さに合わせることは，棒受け漁法の網の深さを魚がいる深さに合わせることと同じです．

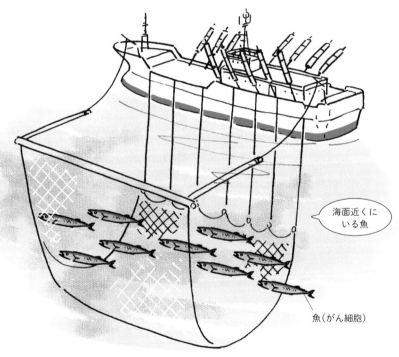

> 海面近くに
> いる魚

魚(がん細胞)

　海面近くを狙う漁法(棒受け網漁法)は，電子線治療と似ています．

電子線は物質中で多重散乱を起こし、その運動エネルギーがなくなると物質中で停止し、一定の飛程をもつ特徴があります。光子線同様にビルドアップ領域はありますが、X線に比べその領域の線量が高いという特徴があります。

また、X線とは異なりd_{max}以降は線量が急激に減少し、比較的浅い領域でそのエネルギーのほとんどを失います。そのため、X線では皮膚や皮膚に近い病変の照射には適しませんが、電子線ではこのような病変に適しています。高エネルギーほど線量減少はゆるやかで、より深部まで線量が到達し、d_{max}も深くなります（図1）。

照射野サイズが大きくなると散乱線が増加することから、線量減少はゆるやかになります。治療可能域はd_{max}の80％となる深さまでとなり、使用エネルギーの1/3程度の深さとなります（例:12MeVでは4cm）。電子線の最大飛程後に続く低線量は、制動放射で生じたX線成分です。

第3章　放射線治療計画

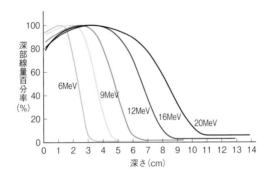

図1　電子線の深部線量百分率
最大になる深さ（d_{max}）を100％として、電子線の物質中での線量の減衰を表す。電子線エネルギーが低いほど線量が急激に落ちることで表面付近に線量が集中する。

電子線は、皮膚や皮膚に近い病変の照射に適しています。

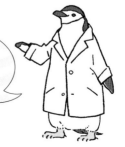

深部線量百分率(PDD)

重荷電粒子線治療

たとえば

　魚群探知機で群れを見つけて，"選択的に"魚をとること，ありますよね．重荷電粒子線治療がそれに似ています．

　重荷電粒子線は粒子が停止する直前に線量が急激に高くなる（ブラッグピーク）特徴があり，そのピーク位置や幅を腫瘍の大きさや深さに合わせて調整することによって"選択的に"腫瘍部分に高線量を照射することができます．

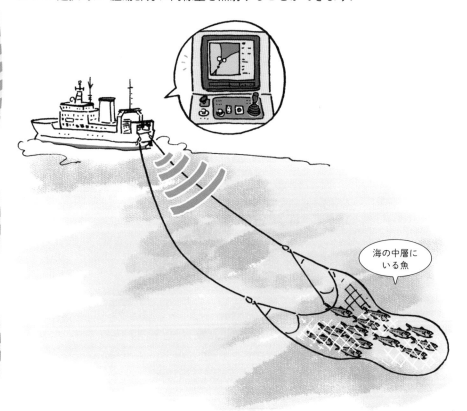

海の中層にいる魚

中層をねらった漁法（中層トロール網漁）は，重荷電粒子線治療と似ています．

もっと詳しく

電荷をもった粒子の集まりのことを荷電粒子線とよび，α線，β線，電子線，陽子線，炭素線などがあります．陽子線，炭素線など重い粒子の場合にはとくに重荷電粒子線とよびます．

重荷電粒子線を用いた放射線治療では，通常の放射線治療装置よりも大型の治療装置が必要となります．特徴的な点はブラッグピークとよばれる尖った線量分布をもつことであり，体内に入っても表面近くではエネルギーを少ししか放出せず，停止する直前にエネルギーを一気に放出して大きな線量を組織に与えます．ただ，このブラッグピークは深さ方向にわずかな幅しかもっていないため，そのまま患者さんに照射しても腫瘍に十分な線量を与えることができません．そこで，深さ方向にピーク位置をずらした複数のブラッグピークを組み合わせることで，深さ方向に幅をもったビームを作成します．これを，SOBP(spread-out Bragg peak：拡大ブラッグピーク，図1)とよびます．

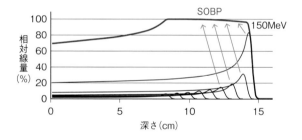

図1　重荷電粒子線の深部線量百分率
最大になる深さ(d_{max})を100％として，荷電粒子線の物質中での線量の減衰を表す．1つのエネルギーでは1つのピークしかもたないが，複数のビームを使うことで深さ方向に幅をもったビーム(SOBP)を作成できる．

臨床につなぐ

たとえば眼の脈絡膜にできる悪性黒色腫には，エネルギーのピーク位置や幅を調整することでターゲットより奥にある脳への線量を避けることができるため，この治療法が有用となります．

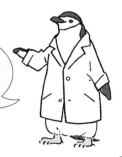

多分割コリメータ（MLC）

ペナンブラ

たとえば

　海で，光が通過した場所は，その付近まで明るくなることに似ています．光はまっすぐ進むだけでなく，散乱して周りにも広がるからです．

　放射線の場合も同じように，放射線を遮蔽するための金属板である多分割コリメータ（MLC，p.68）を腫瘍の形状に一致させて，なるべく腫瘍辺縁の正常組織への線量を低減できますが，0にはできません．それは，放射線がまっすぐに進むだけでなく，側方にも広がるからです．そのビーム辺縁の線量分布の広がり具合を表す量がペナンブラです．

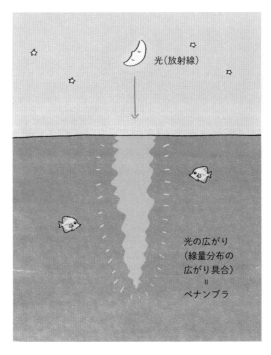

光（放射線）

光の広がり
（線量分布の
広がり具合）
＝
ペナンブラ

　ペナンブラが小さいほど，照射標的である腫瘍周辺の正常組織に照射する余分な線量が小さくなるということです．

もっと詳しく

　MLC(multi-leaf collimator：多分割コリメータ，p.68)は，鉛のような放射線遮蔽金属板の薄い板を複数枚(例：120枚)重ねて構成されていて，その1枚1枚が独立で動きます．MLCを用いることで腫瘍の形状に一致した照射野を形成することができ，正常組織への線量を低減しながら腫瘍に対して十分な線量を照射することができます．

　ペナンブラは半影ともいわれ，MLC等で照射野を作る場合，入射した放射線と物質と相互作用を起こして発生した二次電子が照射野外に飛散することでボヤケる領域です．一般的には，アイソセンターなどの線量基準点に対する20%線量と80%線量間の領域をさします(図1)．ペナンブラに影響を与える因子としてはMLCの形状，光子エネルギー，媒質密度があります．光子エネルギーが高いほど側方への二次電子の飛程が長くなりペナンブラが大きくなります．また，媒質密度が小さいほど側方への二次電子の飛程が伸びるため，ペナンブラが大きくなります．

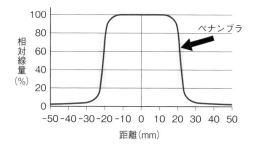

図1　ペナンブラ
入射X線に対する物質内での横断プロファイルを表す．放射線が散乱により広がる部分をペナンブラといい，エネルギーにより広がりは変化する．

臨床につなぐ

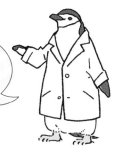

　とくに腫瘍周辺にリスク臓器がある場合には，ペナンブラの良し悪しが影響します．

多分割コリメータ（MLC）

tongue & groove

たとえば

　小魚（放射線）が岩（金属）に隠れているとします．岩は金属の板の多分割コリメータ（MLC，p.68）です．小魚は岩に守られ，敵に見つかりません．

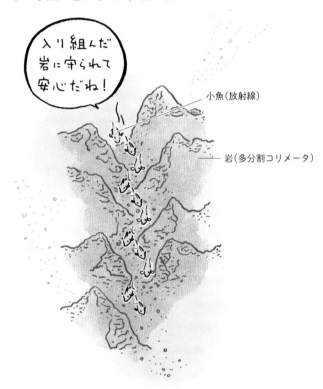

入り組んだ岩に守られて安心だね！

小魚（放射線）

岩（多分割コリメータ）

　放射線治療では複数枚の金属の板であるMLCを使って腫瘍の形状に合わせた照射野を作成して，腫瘍以外の位置に放射線が当たらないようにしますが，金属板間には隙間があり放射線が少し漏れてしまいます．その隙間からの放射線の漏れを最小限にするためにMLCの側面の形状を凸凹にしてMLC間の隙間が一直線にならないようにしています．この凸凹の構造をtongue & grooveといいます．

MLC(multi-leaf collimator：多分割コリメータ，p.68)は複数枚の薄い遮蔽板が重なって構成されていますが，そのMLCで遮蔽できず漏れてしまう放射線が3種類あります(図1).

①その薄い遮蔽板を直接通過する放射線

②遮蔽板の先端の板が薄い部分を通過する放射線

③遮蔽板と遮蔽板の間を通過する放射線

①は，遮蔽板も完全には遮蔽できないため放射線が通過してしまい，それが漏れ線量となります.

②は，遮蔽板は先端が丸くなっているタイプもあり，その場合には先端部分では遮蔽能力が低く，放射線が通過します.

③は，遮蔽板と遮蔽板は隙間がないように重ねて作成されていますが，動かすために隙間が必要なため完全に密着させることができません.

そこで，遮蔽板の側面の形状を凸凹にした構造にすることで，遮蔽板と遮蔽板の間から放射線が漏れにくい構造となっています. それを，tongue & grooveとよびます.

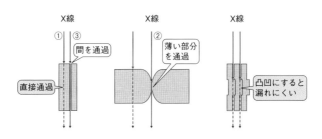

図1 tongue & groove
X線がMLCを透過する模式図.

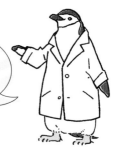

IMRT ではリーフ間の線量通過が問題となるため，コリメータを回転させることでtongue & grooveの影響を小さくします.

多分割コリメータ(MLC)

SMLCとDMLC

たとえば

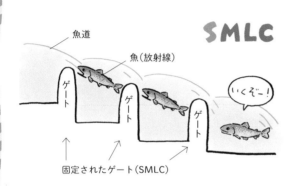

川の途中などで魚の遡上が難しい場所に，魚が登りやすいように人工的に作られる，「魚道」という魚専用の通路があります．魚道にはゲートが固定されたものと，ゲートが動くものがあります．魚を放射線とすると，ゲートが固定された魚道をSMLC，ゲートが動く魚道をDMLCにたとえられます．

昔ながらの放射線治療では，腫瘍の形状に一致した照射野をMLCで作成し，照射野内で均一な強度をもつ放射線を照射していました．しかし，治療装置と照射技術の進化に伴い，1つのビーム内でMLC位置を変化させながら照射することで，不均一なビーム強度をもつ放射線を照

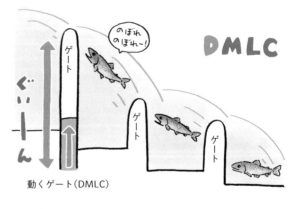

射する強度変調放射線治療(IMRT)が可能となりました．このIMRTでは，1つのビーム内でMLCが停止した状態で照射して，照射後に次のMLC位置にまで移動するまでは照射を行わないsegmental MLC(SMLC)方式と，MLCを連続的に動作させながら照射を行う dynamic MLC(DMLC)方式があります．

もっと詳しく

　IMRT（intensity modulated radiation therapy：強度変調放射線治療）はMLC（multi-leaf collimator：多分割コリメータ）で極小の複雑な形状の部分的照射野（セグメント）を多用することでビームの強度変調を行います.

　MLCが停止した状態で照射を行うSMLC（segmental-MLC）方式とMLCを連続的に動作させながら照射を行うDMLC（dynamic-MLC）の2種類があります（図1）.

SMLC

　SMLCを用いたIMRTでは，照射中はMLC形状は一定で，照射停止中にMLC形状が変化します.

DMLC

　DMLCを用いたIMRTでは，照射しながらMLC形状も変化させます. DMLCでは滑らかにMLCが動作することで，より理想的な照射を行うことができ，照射時間も短くなります. 一方で，連続的に動作させながら照射を行うため，照射する放射線量（モニターユニット値）が多くなり，MLCからの漏れ線量も増加します.

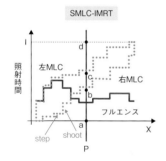
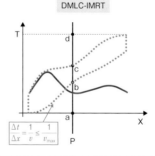

（Intensity Modulated Radiation Therapy Collaborative Working Group：Intensity-modulated radiotherapy: current status and issues of interest. International Journal of Radiation Oncology・Biology・Physics 51(4)：880-914, 2001）

図1　SMLCとDMLCの概念
DMLCはSMLCと比較してフルエンスがスムーズになる.

臨床につなぐ

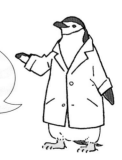

　DMLCでは照射中にMLCが動くため，MLCの品質管理が重要です. また，胸部・腹部領域ではターゲットが動くため，インタープレイエフェクト（p.134）の対策も考える必要性があります.

線量処方法

点線量処方（アイソセンタ処方）

たとえば

　魚がいる養殖網をがん組織，魚をがん細胞，エサを放射線とします．養殖網にエサを撒くときに，養殖網の真ん中（アイソセンタ）の深さを基準にエサを撒くことと似ています．

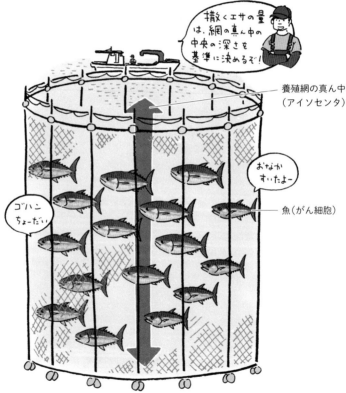

撒くエサの量は，網の真ん中の中央の深さを基準に決めるぞ！

養殖網の真ん中（アイソセンタ）

おなかすいたよー

魚（がん細胞）

ゴハンちょーだい

　ガントリ回転型の放射線治療装置では，その回転中心に向かって放射線が照射され，標的内は比較的均一な線量分布となります．その中心をアイソセンタとよび，昔からその位置での線量を処方線量として定義してきました（点線量処方，アイソセンタ処方とよばれます）．

放射線治療計画を作成するときには，投与したい線量をどこに付与するかを決める必要があります．その投与線量の基準となる点を線量評価点とよび，通常は，腫瘍の中心に設定されたアイソセンタ（放射線治療装置の回転中心）を使用します．このように，点で処方線量を定義することを点線量処方とよびます．

この線量評価点は，一般的に臨床的な意味をもち，PTV（planning target volume：臨床標的体積，p.121）を代表し，線量分布が急峻ではない点に設定する必要があります．この点線量処方では，線量評価点をどこにするかでPTVや危険臓器へ照射される線量が変化します．

たとえば，PTV内のMLC（multi-leaf collimator：多分割コリメータ）に近い点を線量評価点として設定した場合，この領域はペナンブラ領域（p.110）であるため線量が低く，この線量が低い点を投与線量の基準である線量評価点とすると全体的に線量分布が持ち上がり，想定しない高線量がPTV内に生じることになります．

また，同様にPTV内の線量が均一ではない場合には，PTV内の線量が低い点を線量評価点としてしまうと，先ほどと同様に線量分布が持ち上がります．PTV内の最大線量と最小線量の確認が必要です．

第3章　放射線治療計画

点線量処方は，線量を表す代表点であるため線量分布全体の確認が必要です．

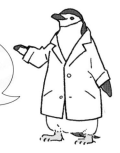

線量処方法

体積線量処方（$D95\%$, $D50\%$）

たとえば

　魚がいる養殖網をがん組織，魚をがん細胞，エサを放射線とします．網の中にエサを撒くときに，95%の魚にエサがいきわたるように撒くことが$D95$にあたり，50%の魚にエサがいきわたるように撒くことが$D50$です．

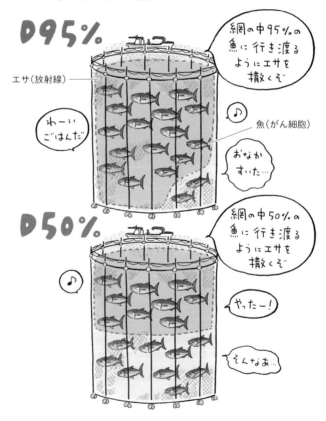

　照射技術の進歩に伴い，強度変調放射線治療（IMRT，p.128）が可能となった現在では，照射される範囲において線量が均一でなくなってきたので，アイソセンタ（p.116）の1点で線量評価することが困難になってきました．

　体積線量処方(図1)とは，点線量処方(p.116)とは異なり，ある一定の体積を投与線量の基準とします．

　たとえば，PTV(planning target volume：臨床標的体積，p.121)のD95％処方は，PTVの95％以上の体積に照射される線量と定義します．強度変調放射線治療(IMRT，p.128)のような高精度放射線治療では，複雑な線量分布を作成できる反面，PTV内の線量は不均一になってきました．そこで，PTVへの線量を1点で評価することがむずかしくなり，この体積線量処方が提案されました．これによって，PTV内への線量が不均一であってもPTVへの線量を定義することが可能となります．D50％処方は従来のアイソセンタ処方と同等の線量となります．

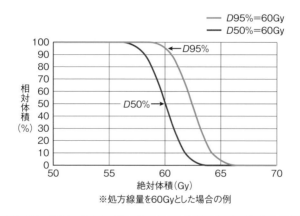

図1　体積線量処方
横軸は線量(Gy)，縦軸(%)は腫瘍体積の全体のうち何%線量を与えるかを表す．

(ICRU International Commission on Radiation Units and Measurements, Recording, and Reporting Photon-Beam Intensity-Modulated Radiation Therapy (IMRT), Bethesda: MD, Report 83, 2010)

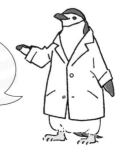

　一般的に，定位放射線治療では，D95％が使用されます．線量正規化だけでなく最小線量(D98％)，最大線量(D2％)を確認して治療計画の最終決定が行われます．

標的体積

標的体積

たとえば

　これからゴンズイ（腫瘍）を捕まえるとします．目で見てゴンズイがいる範囲がGTVとなります．次にゴンズイが動いている範囲がITVです．網でゴンズイ玉を捕まえようとしたときに，確実にゴンズイを捕まえるためには，ゴンズイが動いている範囲より大きいサイズの網を用意しますよね．その網で狙う範囲がPTVです．

　もし，捕まえたくない魚（放射線を当てたくない正常臓器を想定）がいる場合は，その魚が網に入らないようにある一定距離離れた場所に網を入れると思います．この捕まえたくない魚から一定距離離れた範囲が，正常組織に対して動きや照射位置精度を考慮した範囲（PRV）になります．

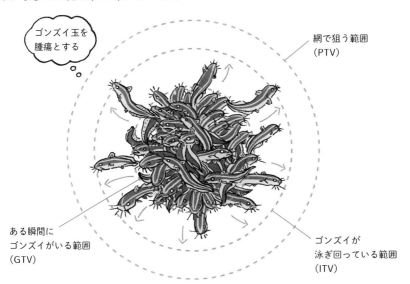

ゴンズイ玉を腫瘍とする

網で狙う範囲（PTV）

ある瞬間にゴンズイがいる範囲（GTV）

ゴンズイが泳ぎ回っている範囲（ITV）

　放射線治療では，放射線を確実に腫瘍に照射する必要があります．照射位置を誤れば腫瘍に放射線が当たらないだけでなく，正常な重要臓器に無駄に放射線が当たってしまうからです．そのため，目で見える腫瘍のサイズに一致した範囲ではなく，少し腫瘍のサイズより大きい照射野サイズで照射します．

GTV（gross tumor volume：肉眼的腫瘍体積）

　腫瘍の進展や存在がCT（computed tomography：コンピュータ断層撮影）やMRI（magnetic resonance imaging：磁気共鳴画像法）による画像で肉眼的に確認できる体積です．

CTV（clinical target volume：臨床的標的体積）

　GTVのように明らかに確認できる体積に加えて，画像では確認できないが，臨床的に進展が疑われる体積です．

ITV（internal target volume：体内標的体積）

　CTVに呼吸の動き，嚥下，心拍動，腸管の動きなどの生理的な動き（internal margin）を含めた体積です（図1）．

PTV（planning target volume：計画標的体積）

　ITVに患者の固定精度，放射線治療装置の機械的精度の不確かさ（setup margin, SM）を含めた体積です．

OAR（organ at risk：リスク臓器）

　脊髄，脳幹，直腸などの正常組織は放射線感受性が高く，放射線治療において多くの放射線が照射されることで重大な副作用が発生します．このような治療計画や処方線量に影響を受ける可能性がある正常臓器のことをOARとよびます．

PRV（planning organ at risk volume：計画リスク臓器体積）

　OARについてもCTVと同様に動きやセットアップによる不確かさの影響を受けるため，正確なOARへの線量を評価するためにはOARに対してもCTV同様に動きやセットアップによる不確かさを含める必要があります．その体積をPRVとよびます（図2）．

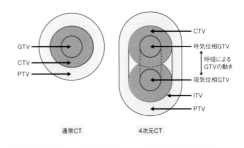

図1　体内標的体積（ITV）

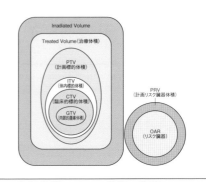

図2　標的体積とリスク臓器の関係

放射線治療計画に関わる装置

放射線治療計画装置（RTPS）

たとえば

RTPSのモニター画面を水族館の水槽とし，カニをがんとします．色々な生き物がいる水槽のなかで，カニだけをねらって取ろうとすることに似ています．

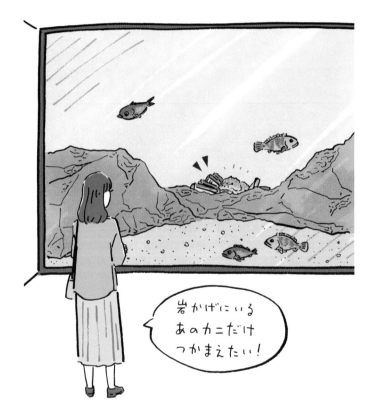

岩かげにいる
あのカニだけ
つかまえたい！

放射線治療計画装置（RTPS）は，体内での放射線の振る舞いをコンピュータで再現させ，どの範囲にどの程度の放射線を照射するかを決定する装置のことです．

症例ごとに，照射する部位，大きさ，照射方法，処方線量と分割方法など，適切で個別化された放射線治療計画を作成します．

もっと詳しく

放射線治療計画の手順

①各標的体積（p.121）を患者のCT（computed tomography：コンピュータ断層撮影）画像を用いて設定

②その情報をもとにPTV（planning target volume：計画標的体積）に可能なかぎり放射線を集中的に照射し，かつOAR（organ at risk：リスク臓器）に可能なかぎり放射線が照射されないような照射方法を決定

この一連の作業を実施するコンピュータをRTPS（radiation treatment planning system：放射線治療計画装置，図1）とよびます．

①は，撮影されたCT画像の横断面をRTPSで表示させ，GTV（gross tumor volume：肉眼的腫瘍体積），CTV（clinical target volume：臨床標的体積），OARのような標的体積の輪郭入力を行います．

②は，①で作成した標的体積をもとに照射設定（最適な照射角度，放射線のエネルギー，放射線の線量，MLC[multi-leaf collimator：多分割コリメータ]の形状など）を決定します．

計画者が視覚的にPTVやOARの位置を見ながら手動で最適な照射設定を決定することを，順方向治療計画（forward planning）とよび，計画者はいくつかの治療計画を試行錯誤しながら作成し，そのなかから最適な治療計画を選択するという方法です．通常はこの方法で行います．IMRT（intensity modulated radiation therapy：強度変調放射線治療）のような複雑にMLCを動かして照射する場合には，計画者が手動で最適な照射設定を探すことは困難です．ターゲット・各臓器の目標線量をあらかじめ計画者が入力し，入力後の試行錯誤はコンピュータの最適化アルゴリズムによって行われ，自動的に最適な照射設定が決定されます．この方法を逆方向治療計画（inverse planning）とよびます．

作成された治療計画の照射設定は，RTPSから治療計画装置へ転送され，その情報をもとに放射線治療装置は患者に放射線を照射します．

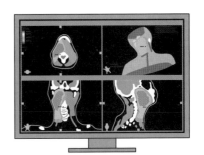

図1　放射線治療計画装置（RTPS）
各標的体積をCT画像を用いて設定．その情報をもとにPTVに照射し，かつOARに放射線が照射されないよう決定する．

右側縦書き：第3章　放射線治療計画

放射線治療計画に関わる装置──放射線治療計画装置（RTPS）

123

放射線治療計画に関わる装置

放射線情報システム（RIS）

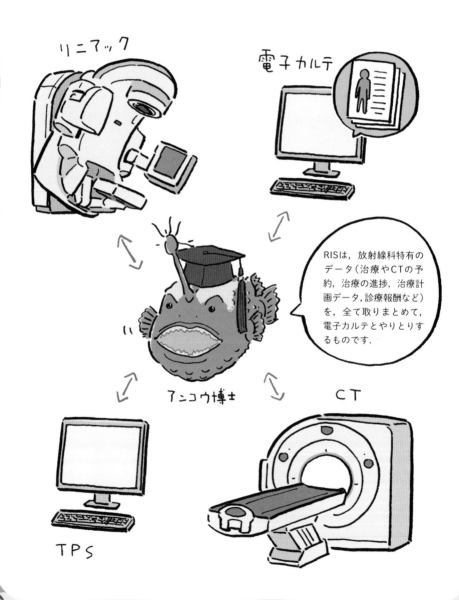

リニアック

電子カルテ

RISは，放射線科特有の
データ（治療やCTの予
約，治療の進捗，治療計
画データ，診療報酬など）
を，全て取りまとめて，
電子カルテとやりとりす
るものです．

アンコウ博士

CT

TPS

　病院内の各種情報システムの総称をHIS（hospital information systems：病院情報システム）とよび，一般に，自動受付システム，電子カルテシステム，入退院管理システム，医事会計システム，薬局管理システム，診療予約システムなどの広範囲なシステムを含んでいます．それに対して，放射線科部門内だけの情報システムを RIS（radiology information systems：放射線情報システム）とよびます（図1）．主に放射線機器による検査と，治療の予約から検査結果までの管理を行うシステムのことです．

　一般的に患者情報や予約情報，検査情報などの内容をHISから取得します．IHE（Integrating the Healthcare Enterprise）では，HISとRISとの通信にHL7（Health Level Seven：ヘルス・レベル・セブン），放射線部内の通信，および検査機器との通信はDICOM（Digital Imaging and COmmunications in Medicine：ダイコム）を用いることが規定されています．

　また，放射線治療分野ではRISとは別に治療RISがあります．治療RISは，放射線治療科の診療予約管理，治療計画情報，放射線治療の位置照合や放射線治療のサマリ等の情報が含まれています．

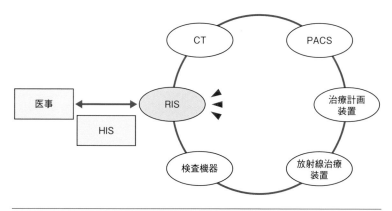

図1　放射線情報システム（RIS）
PACS（picture archiving and communication systems：医療用画像管理システム）

第3章　放射線治療計画

第 4 章
放射線の照射法

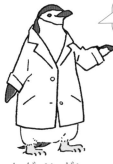

放射線をあてるには，色々な方法があるんだよ！
照射法を学びに留学しておいで！

メダカ

ヒゲペンギン

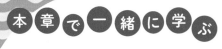
本章で一緒に学ぶ

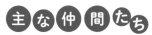
主な仲間たち

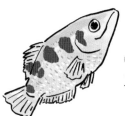

テッポウウオ

口から水を鉄砲のように出してエサを
とる．１点のがんを狙って放射線をあ
てる様子にたとえられている．

カモメ

本章では，ボスカモメが司令塔として他のカモメに指示を出す．

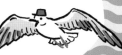

トビハゼ

飛ぶ魚．X線として登場．

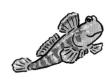

カクレクマノミ

イソギンチャクの近くで生息．本章では呼吸性移動対策において一翼を担う．

ムツゴロウ

ハゼの仲間．トビハゼとはまた違った飛び方をする．コバルトγ線として登場．

イソギンチャク

波と一緒にユラユラゆれる．呼吸などで照射部分が動く様子にたとえられている．

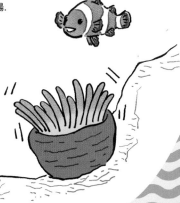

Here we go！

照射法を学びに留学だ！

強度変調放射線治療（IMRT）

強度変調放射線治療（IMRT）

たとえば

　強度変調放射線治療（IMRT）は，カモメの群れが魚を狙っている様子にたとえられます．カモメの群れを放射線，魚をがん組織とすると，IMRTではそれぞれの場所で違う数のカモメを放ちます．指示を出すボス鳥は指示が的確である必要があり手間がかかりますが，3 DCRT（p.29「もっと詳しく」を参照）と比べて，効率よく魚がとれます．

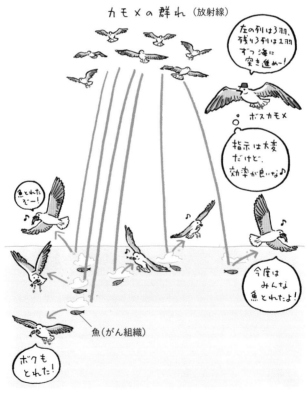

　しかし，魚の動きが速かったり，動きが大きかったりする場合は，魚をとりそこねることもあるので注意が必要です．

強度変調放射線治療（IMRT）

IMRT（intensity modulated radiation therapy：強度変調放射線治療）は，SMLC-IMRTやDMLC-IMRT，VMAT（volumetric modulated arc therapy：強度変調回転放射線治療）に分けられます．

IMRTは固定されたガントリ角度から照射されます（たとえば，前立腺に対して7方向から）．1方向から照射する際，照射野形状ごとに（セグメントごとに）間欠的に照射されるSMLC方式と，ビームオン中に照射野形状が変化するDMLC方式があります（p.114参照）．また，これらはそれぞれstep and shoot，sliding windowと呼称されることもあります．

3次元原体照射（3DCRT）

3次元原体照射（3DCRT：three dimensional conformal radiotheray）を，IMRTと同様カモメにたとえると，図1のように空から見えるすべての魚と同じ数のカモメを放つものとします．最も多くの魚がいる場所ですべての魚がとれる数のカモメを放てば，確実にすべての魚がとれます．しかし，すべてのカモメが魚をとれるわけではありません．

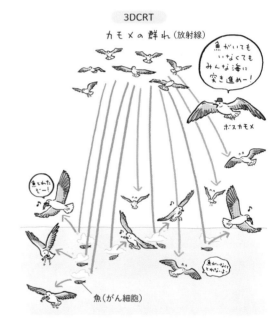

図1　3DCRTの例

IMRTを行う際には，呼吸などによるがんの移動量に注意が必要になります．

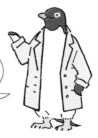

強度変調放射線治療（IMRT）

VMAT（強度変調回転放射線治療）

たとえば

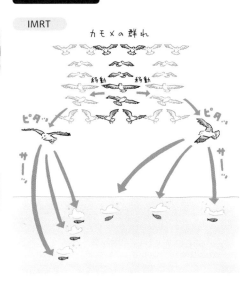

IMRT

Iの字のカモメの群れをIMRT，魚をがん組織とすると，IMRTは群れが移動している最中はカモメを放ちません．群れが止まったら，狙いを定めてカモメを放ちます．

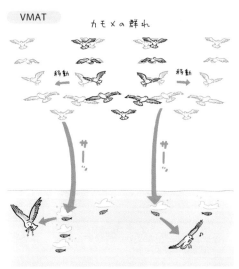

VMAT

一方，Vの字のカモメの群れをVMATとすると，VMATでは，群れが移動している最中もすこしずつカモメを放つということをします．

もっと詳しく

　VMAT（volumetric modulated arc therapy：強度変調回転放射線治療）は，ガントリを回転させながら，照射野形状や線量強度，ガントリ回転速度を変調させることで治療が施行されます（図1）.

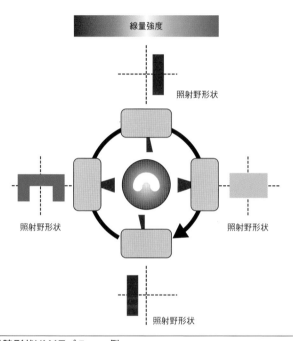

図1　馬蹄形状VMATプランの例
ガントリを回転させながら照射野形状，線量強度，ガントリ回転速度を変調させる.

臨床につなぐ

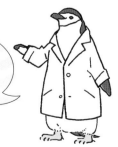

　VMATはIMRTの進化形で，回転＋強度変調により周囲の正常臓器への影響を抑え，治療時間の短縮が可能です.

強度変調放射線治療（IMRT）

強度変調放射線治療の線量分布図

たとえば

　魚をがん組織，魚群探知機をインバースプランニングとします．

　漁をするときに人力で魚を見つけるのではなく，魚群探知機が魚を見つけることに似ています．

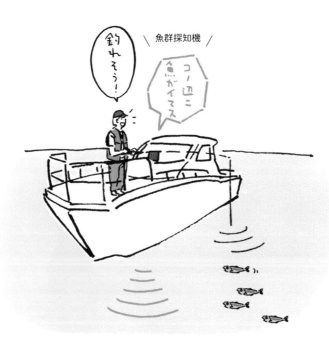

もっと詳しく

　強度変調放射線治療の特徴には，放射線治療計画立案の際，インバースプランニング手法を用いることがあげられます．インバースプランニングとは，放射線治療計画を人が考えて作るのではなく治療計画装置に考えさせるものです．

　図1はSMLC-IMRT〔segmental multi-leaf collimator（SMLC）intensity modulated radiation therapy（IMRT）：セグメント多分割コリメータ強度変調放射線治療〕施行時の強度マップを示しています．

　複雑な強度マップをもつビームを多方向から照射することで，医師の望む線量分布が提供可能となります．一方で，このような小さな照射野を重ね合わせ3次元的に線量分布を計算することは人間にはできないため，インバースプランニングを用いることになります．患者体内で再現される最終的な線量分布は，標的体積に対してより線量を集中させ，かつ周辺正常臓器の線量を可能な限り低減したものになります．

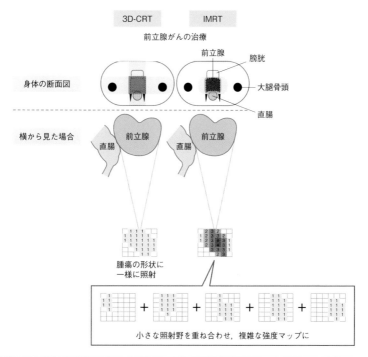

図1　強度変調放射線治療施行時の照射野の一例（SMLC-IMRT）

SMLC-IMRT施行時の強度マップ．左は腫瘍形状に一様に照射しているが，右は小さな照射野を重ね合わせ複雑な強度マップとなっている．

強度変調放射線治療（IMRT）

インタープレイエフェクト

たとえば

魚をがん組織，波を体動，岩をMLC（p.68）とします．

インタープレイエフェクトは，体動でゆれるがん組織が，MLCの間からのぞいたり隠れたりする現象です．

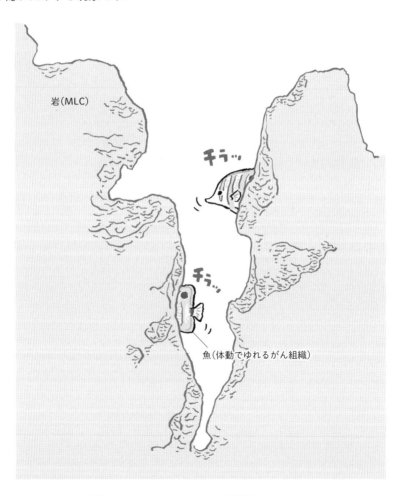

岩（MLC）

チラッ

チラッ

魚（体動でゆれるがん組織）

もっと詳しく

　強度変調放射線治療では，MLC（multi-leaf collimator：多分割コリメータ）の微小な動きを制御することで，患者体内により複雑な線量分布を形成していきます．呼吸運動などにより動く腫瘍に対しては，照射を行うLINAC（linear accelerator：リニアック，直線加速器）装置の時間軸と，患者体内の時間軸間の相互作用によって生じる現象「インタープレイエフェクト（interplay effect）」が問題となります[1]．

　図1は，ある時間のMLCで作られた照射野形状と，そのときの腫瘍位置を示しています．

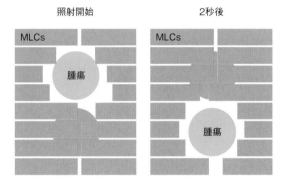

図1　インタープレイエフェクト概念図

　腫瘍は一定の速さで上下運動するとします．上部にある腫瘍（青色の腫瘍）は2秒後には下部に移動し，逆に下部にある腫瘍（赤色の腫瘍）は上部に移動します．しかし，2秒後には当然ながら照射野形状も変化します．青色の腫瘍は常に照射野内に存在し，線量が付与される状態にあります．一方で，赤色の腫瘍はMLCで遮られ，線量が付与できていないことになります．このように，照射中のある時間において，線量を付与すべき腫瘍がMLCに隠れてしまうことで，適切な処方線量が付与されない可能性が生じてしまいます．肺や肝臓といった呼吸によって大きく動く腫瘍に対して強度変調放射線治療を行う場合，注意する必要があります．

引用・参考文献

1）Thomas Bortfeld et al：Effects of intra-fraction motion on IMRT dose delivery：statistical analysis and simulation, Phys Med Biol 47：2203-2220, 2002

強度変調放射線治療（IMRT）

強度変調放射線治療における品質管理

患者個別QAとは，患者ごとに多次元検出器を用いた線量分布測定や，電離箱線量計を用いた点線量測定を行うことです．また，MLCの停止位置や移動速度，機械的アライメントについて品質管理が重要です．立案したプランと相違があると，体内での線量誤差につながるからです．

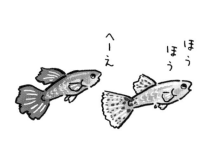

へーえ

ほうほう

放射線治療計画装置によって立案されたプランには，コントロールポイントとよばれる制御点ごとにMLC(multi-leaf collimator：多分割コリメータ)の位置座標や線量率，照射方向などが詳細に記されています．このプランがLINAC(linear accelerator：リニアック，直線加速器)装置で再現可能かどうか，すなわち照射可能であるかどうかを確認する必要があります．

そこで，患者ごとに多次元検出器を用いた線量分布測定や電離箱線量計を用いた点線量測定といった，患者個別QA (患者個別品質管理：patient specific quality assurance)が実施されます．

一方で，複雑な線量分布を形成するためにMLCの動作確認や停止位置が重要になります．立案したプランと相違があると，患者体内での大きな線量誤差につながります．そのため，MLCの駆動精度(停止位置や移動速度)や機械的アライメントについて品質管理が重要となります．

図1は，MLCの開度が小さいほど，または開度の誤差が大きいほど，線量誤差の要因となることを示しています．

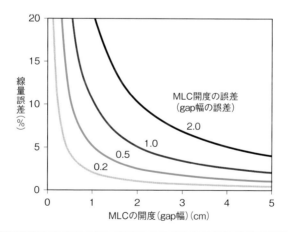

図1　MLC起因の線量誤差

(LoSasso T et al：Physical and dosimetric aspects of a multileaf collimation system used in the dynamic mode for implementing intensity modulated radiotherapy．Med Phys 25(10)：1919-1927, 1998)

定位放射線治療

脳の定位手術的照射（SRS）と定位放射線治療（SRT）

〈脳腫瘍へのピンポイント照射の精度管理の要点〉
多方向から1点に集中するように照射を行うことです．
正常組織の被ばくを抑えるために機械的位置精度，患者
の固定精度は1mm以内の固定精度が求められます！

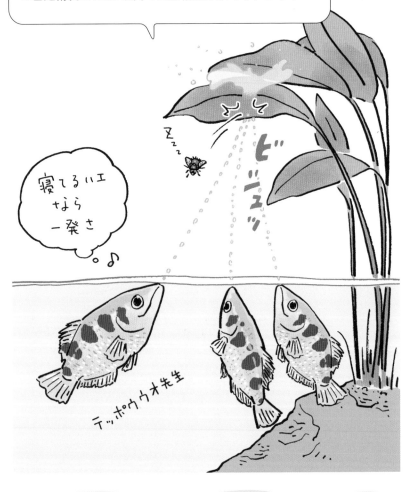

もっと詳しく

　比較的小さい腫瘍を選択的に大線量で照射する治療法をSTI（stereotactic irradiation：定位放射線照射）といいます．頭蓋内病変に対してSTIを行う場合には以下の照射方法の違いがあります．

　1回照射の場合：SRS（stereotactic radiosurgery：定位手術的照射）

　分割照射の場合：SRT（stereotactic radiotherapy：定位放射線治療）

　SRSを行うための装置としてX線を照射するリニアック，γ線を照射するガンマナイフの2種類があります．どちらの装置でも図1のように多方向から腫瘍に集中するように照射を行います．正常組織の被ばくを抑えるために機械的位置精度，患者の固定精度は1mm以内の固定精度が求められます．ガンマナイフでは従来，患者にリングを装着し侵襲的に固定していましたが，近年では顔を覆うマスクを装着するのみの非侵襲的な固定で治療を実施できるようになっています．リニアックで行う場合はマスクを装着する非侵襲的な固定で治療を実施しています．

3次元的にさまざまな角度から照射

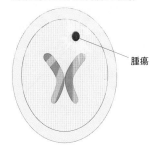

腫瘍

図1　定位放射線照射
小さい腫瘍へ大線量を少ない日数で照射する治療法．

臨床につなぐ

SRSとSRTは，脳腫瘍で比較的小さな病変に対して短期間で大線量を照射します．照射する範囲をできるだけ小さくするために，患者の固定をしっかり行う必要があります．

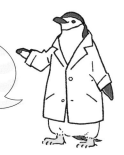

定位放射線治療

体幹部定位放射線治療（SBRT）

〈肺腫瘍へのピンポイント照射の精度管理の要点〉

多方向から1点に集中するように照射を行います．

肺や肝臓では，病変が呼吸で動くことが多いので，息止めや腹部を圧迫し，腫瘍の移動を抑えます．

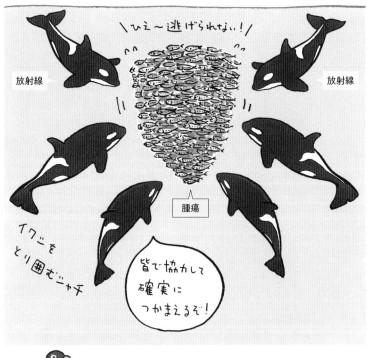

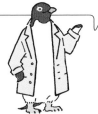

定位放射線照射（SRSとSRT，p.138）において，体幹部（肺や肝臓など）に対して実施するものをSBRT（stereotactic body radiotherapy：体幹部定位放射線治療，図1）といいます．SBRTも比較的小さい腫瘍を対象とし腫瘍に高線量を短期間で照射することで腫瘍に大きなダメージを与えることができます．一方で正常臓器へのダメージも大きいため，これを減らすために複数のビームを多方向から照射することで正常臓器の高線量被ばくを減らす工夫をします．

また，照射する範囲をできるだけ小さくするために患者の固定精度を高くする必要があります．さらに肺や肝臓では病変やその周囲が呼吸で動くことも多いため，呼吸で動く範囲は照射野を広げなくてはなりません．これを抑制するために息止めや腹部を圧迫し呼吸性移動を抑え，照射する範囲をできるだけ小さくすることが求められます[1].

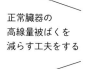

正常臓器の
高線量被ばくを
減らす工夫をする

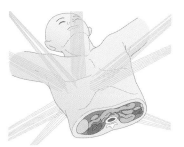

図1　体幹部定位放射線治療の治療計画
肺や肝臓では，病変が呼吸で動くことも多いため，息止めや腹部を圧迫し，呼吸性移動を抑えるなどの対策が必要となる．

臨床につなぐ

SBRTでは肺や肝臓などの小さい腫瘍に短期間で大線量を照射します．呼吸で腫瘍が動く場合は，それを抑える工夫が必要です（p.162，163参照）.

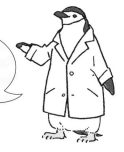

引用・参考文献

1）Negoro Y et al：The effectiveness of an immobilization device in conformal radiotherapy for lung tumor：reduction of respiratory tumor movement and evaluation of daily set-up accuracy. Int J Radiat Oncol Biol Phys 50：889-898, 2001

画像誘導放射線治療（IGRT）

画像誘導放射線治療（IGRT）

　画像誘導放射線治療（IGRT）は，治療計画時に撮影したCT画像と照射直前の患者体内画像を比較し，照射時における不確かさを補正します．

　IGRTは，IMRTに加えて，VMAT，SRS，SBRTなどの高精度放射線治療を安全に実施するために必須の技術です．

強度変調回転放射線治療：VMAT（p.130）
ガントリを回転させながら，照射野形状や線量強度，ガントリ回転速度を変調させることで治療．

定位手術的照射：SRS（p.138）
多方向から1点に集中するよう照射．機械的位置精度，患者の固定精度について精密さが求められる治療．脳などに照射する際に用いられる．

この様な仕組みを搭載

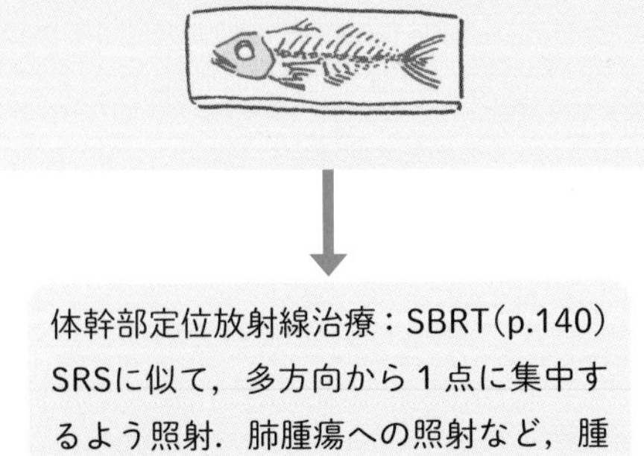

治療計画　　　　　照射直前

補正

体幹部定位放射線治療：SBRT（p.140）
SRSに似て，多方向から1点に集中するよう照射．肺腫瘍への照射など，腫瘍が移動するケースにも用いられる．

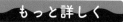

IGRTとは

IGRT(image-guided radiotherapy：画像誘導放射線治療，図1)とは，VMAT (volumetric modulated arc therapy：強度変調回転放射線治療，p.130)，SRS (stereotactic radiosurgery：定位手術的照射，p.138)，SBRT(stereotactic body radiotherapy：体幹部定位放射線治療，p.140)などの高精度放射線治療を正確に実施するために必須となる技術です.

具体的には治療計画時に撮影したCT(computed tomography：コンピュータ断層撮影)画像と照射直前における患者体内画像を比較し，照射時における不確かさを補正します.

IGRTに用いる画像

IGRTに用いる画像は，放射線治療機器に搭載された診断用kV-X線管とFPD (flat panel detector：平面型検出器，p.73)，もしくは加速器のMV-X線とEPID(electric portal imaging device：電子的放射線治療照合装置)を用いた二次元画像，またそれらを回転させ取得するCBCT(cone beam computed tomography：コーンビームCT，p.72)画像が一般的です.これらの画像に加え腫瘍やその近傍に視認性の高い体内留置マーカーを刺入し照合精度を改善させることもあります.

また，超音波画像を用いた手法や近年ではMRI(magnetic resonance imaging：磁気共鳴画像法)装置搭載加速器を利用したMRI画像，赤外線カメラによる体表情報，可視光線を利用した体表面光学式トラッキングシステムを用いた位置合わせが臨床応用されています.

第4章 ● ● ● 放射線の照射法

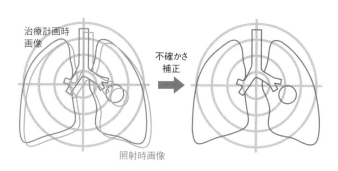

治療計画時画像

不確かさ補正

照射時画像

図1　画像誘導放射線治療
治療計画時に撮影したCT画像と照射直前における患者体内画像を比較し，照射位置を補正する.

画像誘導放射線治療（IGRT）

誤差（intra-fractional error, inter-fractional error）

たとえば

　水中のゆれを呼吸性移動，魚をがん組織，ウツボを放射線治療装置とします．

　放射線治療での日ごとの誤差（inter-fractional error）は，魚が岩の間から完全に見える日と，ずれている日があることと似ています．

　また，照射中の誤差（intra-fractional error）は，ウツボが魚を見ている間にも波の流れで見えたり見えなくなったりする様子に似ています．

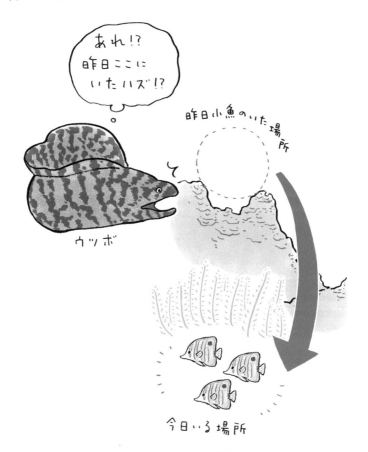

IGRT（image-guided radiotherapy：画像誘導放射線治療）は照射における患者由来の不確かさを補正する技術です．その不確かさは，照射中に生じるintra-fractional errorと照射ごとに生じるinter-fractional errorに大別されます．

intra-fractional error

照射中の呼吸性移動，拍動，消化管蠕動運動，腸管ガス移動等が該当します．

inter-fractional error

照射期間中の体型変化，腫瘍形状変化，患者位置決めのずれ等が該当します．

また，これらのerrorは系統誤差と偶発誤差に分けられます（図1）．

系統誤差は毎回の照射において同一傾向の変位量として検出される位置誤差であり，ターゲット位置のかたよりとなります．これを放置し照射を行うとターゲットの一部に線量欠損が生じます．

偶発誤差はターゲット位置のばらつきであり，これを放置し照射を行うとターゲット周辺にブラーリングとよばれるボケが生じます．

第4章 放射線の照射法

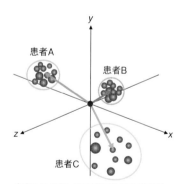

患者A,B,Cにおける照射ごとの位置誤差

患者	系統誤差	偶発誤差
A	大きい	小さい
B	小さい	小さい
C	大きい	大きい

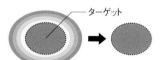

系統誤差,偶発誤差が小さい場合
安全に線量投与可能

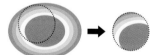

系統誤差が大きい場合
線量欠損が生じる

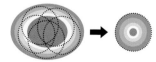

偶発誤差が大きい場合
辺縁線量にブラーリングが生じる

図1　系統誤差と偶発誤差

系統誤差：毎回の照射において同一傾向の変位量として検出される照射位置誤差．これを
　　　　放置すると照射位置がずれたままになる．

偶発誤差：毎回の照射においてランダムに生じる照射位置のばらつき．これを放置し照射
　　　　すると ターゲット周辺にボケが生じる．

画像誘導放射線治療（IGRT）

IGRTの品質管理

品質管理項目

IGRTの品質管理に関する以下のキーワードをおさえておこう！

- ☑ 空間分解能：どれだけ小さなものまで区別して表示できるか評価
- ☑ コントラスト分解能：どれだけX線吸収係数の小さいものまで区別してできるかを評価
- ☑ 画像歪み：画像上と実際のファントムの実寸法を比較
- ☑ HU不変性：ファントムにさまざまな材質のプラグを装着して，画像のコントラストに変化がないかを評価
- ☑ 均一性：中心部と辺縁部の差を計測することで評価
- ☑ ノイズ：決まった範囲内の標準偏差を計測することで評価

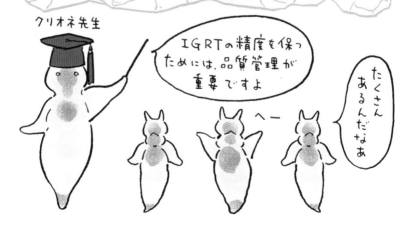

クリオネ先生

IGRTの精度を保つためには，品質管理が重要ですよ

たくさんあるんだなぁ

へー

＊HU：CT値とよばれる生体組織の小さな単位（ボクセル）内の物質のX線吸収値（水に対する相対値）を表したものの単位．水より軽い空気・脂肪組織は黒く，水より重い内臓などの軟組織は灰色に，骨や歯は白く映る．

IGRT(image-guided radiotherapy：画像誘導放射線治療)の精度を担保するために位置照合装置の品質管理は必須です．とくに，位置照合装置の照合系座標中心と照射系座標中心の誤差を最小にすることが重要となります．これら2つの座標系中心は，直接補正ができません．そのため，レーザー照準器を用います．レーザー中心と照射系中心の補正，レーザー中心と照合系中心の補正を行い，間接的に照合系中心と照射系中心の調整をします．

また，AAPM(The American Association of Physicists in Medicine：米国医学物理士協会，p.194)のTask Group 142では，照合装置画像に関する品質管理項目として空間分解能，コントラスト分解能，画像歪み，HU(Hounsfield unit：ハンスフィールド単位)不変性，均一性，ノイズなどの項目が推奨されています．これらは専用のファントムを用いて品質管理を行います(図1)．

IGRTガイドライン2019では実施すべき品質管理項目として，前述の項目の他に被ばく線量，総合的照射位置精度試験(end to end 試験)などを含めた10の項目があげられています．

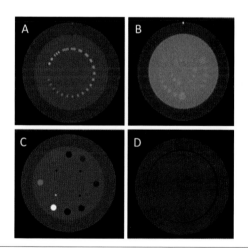

図1　ファントムを用いた品質管理項目の一例
それぞれの画像で下記の項目を評価しています．
A：空間分解能，B：コントラスト分解能，C：画像歪み，HU不変性，D：均一性，ノイズ

高エネルギーX線治療・γ線治療

高エネルギーX線治療

たとえば

ハゼをX線，ムツゴロウをコバルトγ線とします．

X線がエネルギーの違いによって飛ぶ速度が異なることは，ハゼが個体によって飛ぶ速さが違うことに似ています．

また，X線とγ線で飛び方が異なることは，ハゼとは種類が異なるムツゴロウは，ハゼとは違った飛び方をすることに似ています．

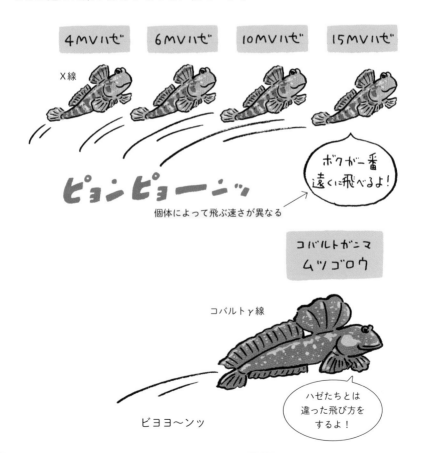

もっと詳しく

X線のエネルギー

X線のエネルギーは物理学的には，eV（電子ボルト）というエネルギーの単位で表現します．1eVは電子1個を1Vの電圧で加速したときの運動エネルギーを表します．MeVであれば，1,000,000eVです．1eVは1.6×10⁻¹⁹Jという非常に小さなエネルギーですが，電子は質量が9×10⁻³¹kgときわめて軽いために，1eVでも秒速600km（東京―大阪間の線路上を約1秒で移動できる速度）に達します．

単位

放射線治療では，X線のエネルギーをMeVではなく，MVという電圧の単位で表現します．これは，X線の発生原理に由来しており，たとえば10MVで加速した電子（10MeVのエネルギーをもつ）を金属の板に照射した際に発生するX線のエネルギーを便宜上10MVとよびます．なお，すべての医療用X線はこの制動放射（p.32）により発生させます．この10MVのX線のエネルギーは，ほぼ0～10MeVまでの幅広いエネルギーのX線の集まりです．

特徴

高エネルギーX線治療では，X線発生装置により腫瘍形状に合わせたさまざまな形をもつ複数の照射野でX線を多方向から照射することで実施しています（図1）．また，コンピュータ技術や複雑な機械駆動制御技術を駆使することで，強度変調放射線治療（IMRT，p.128）などの高精度放射線治療を実現させています．

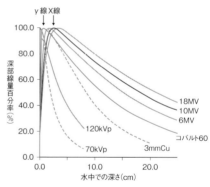

図1　高エネルギーX線治療
現在，国内では主に4MV，6MVおよび10MVのエネルギーによるX線治療が行われている．

豆知識

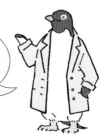

10MeVのX線の速度は，特殊相対性理論で計算すると光速の99.7％で，電子の質量は静止質量の約20倍です．これは，物質の運動が光速に近づくと，見かけ上の質量が大きくなるためです．

高エネルギーX線治療・γ線治療

高エネルギーγ線治療

たとえば

コバルトγ線をムツゴロウ，巣をコバルト60とします．

コバルト60という巣から出てくるムツゴロウは，2種類の兄弟（1.17MeVと1.33MeV）であるとたとえられます．

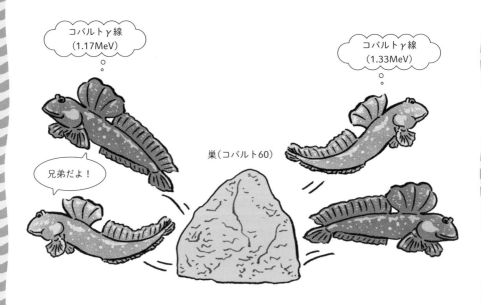

γ線源としては，コバルト60が使用されます．リニアックのように電子を加速させるわけではないので，放射線の発生に電源は不要です．コバルト60からのγ線には2種類のエネルギー（1.17MeVと1.33MeV）があります．γ線を遮断するシャッターを使ってビームのOn/Offを行います．

　国内で放射線治療の外部照射にコバルトが使用されるのは，ガンマナイフ（p.94）もしくは，ViewRay社のMRIコバルト装置（図1）くらいで，通常はリニアックを使用します．

　ガンマナイフでは約200個のコバルト線源から放射されるγ線を，コリメーターヘルメットを介して患部に集中して脳腫瘍の治療をしますが，このように限られた領域に多くの線源を配置するためには，コバルト線源が有効です．

　しかし，コバルトγ線を使うと，高エネルギーX線と比較して，ペナンブラ（p.110）がなだらかになる，皮膚線量が上がる，照射時間が長くなるなどのデメリットがあるため日本では使われなくなりました．その一方で，電源のインフラが不十分な途上国では電力がコバルトの外部照射装置が今でも広く使用されています．

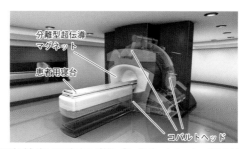

分離型超伝導
マグネット

患者用寝台

コバルトヘッド

図1　MR画像誘導放射線治療装置
コバルトはリニアックの高エネルギーX線と違って線量率が低いため，この装置では3つのコバルト線源を使う．

（写真提供：ViewRay, Inc.）

豆知識

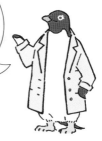

　ViewRay社のMRIコバルト装置は，IGRTで使用する画像照合装置がMRIになっています．治療装置と一体になっており，リニアックだとMRIの磁場の影響を受けるため，磁場の影響を受けないコバルト60を使用しています．

陽子線・重粒子線治療

陽子線治療と重粒子線治療

たとえば

　ワカメをDNAの二重らせん，小さなロブスターを放射線とします．ワカメは，ロブスターが通るたびに，ハサミで切られてしまいます．

　陽子線は，ロブスターが突進してきてワカメが切れる度合いがX線の約1.1倍，炭素線は，X線の約3倍です．

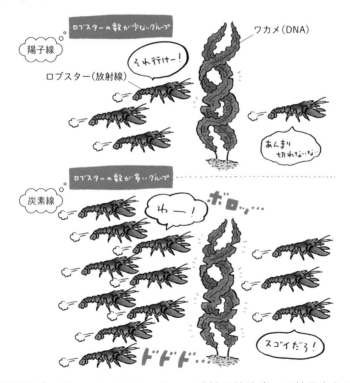

　陽子線治療では200MeVくらいまで，重粒子線治療では核子あたり400MeVくらいまで加速したビームを使って治療します．放射線の治療効果を表す指標として，生物学的効果比（relative biological effectiveness：RBE，p.20）と酸素増感比（oxygen enhancement ratio：OER）があります．

もっと詳しく

重粒子線はRBEで見るとX線の約3倍の治療効果があり，OERで見ると組織内酸素濃度による治療効果の影響を30%ほど受けにくいです．陽子線のRBEはX線の約1.1倍（図1），OERはX線とほぼ同じです．また，重粒子線は，RBEの値が大きいため，治療の照射回数がX線や陽子線と比べ少なくなります．

さらに，重粒子線は腫瘍部分に含まれる酸素濃度の影響を受けにくいことから，肉腫や腺がんのような放射線治療が効きにくいものにも治療効果が期待できます．

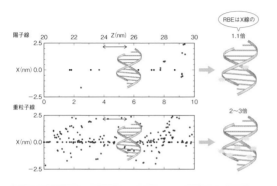

図1　陽子線と重粒子線におけるDNAへの作用

図2　線量分布図

臨床につなぐ

放射線治療において重粒子線は物理学的・生物学的な観点から理想的な放射線といえますが（図2），コストが高いという問題があります．X線治療装置は1台数億円ですが，重粒子線治療装置は百億円を超えます．そのため，重粒子線治療施設の適正な配置，適応の選択，低コスト化を目指すことが必要です．

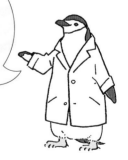

陽子線・重粒子線治療

ブロードビーム法

たとえば

放射線（ビーム）をブダイ，悪いカニを腫瘍とします．

ブロードビーム法では，腫瘍体積全体に対して処方線量が付与可能なSOBPビームを形成し，腫瘍の形状に合わせた照射野形状で照射します．

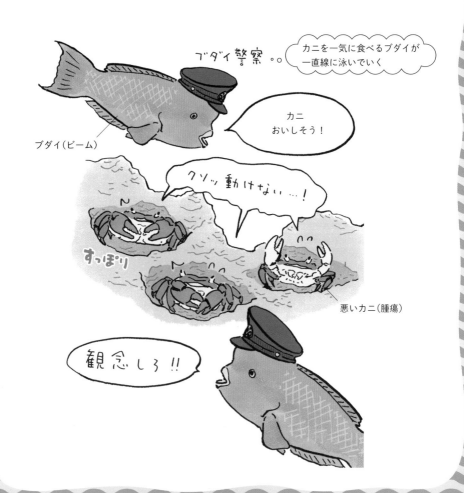

もっと詳しく

　現在臨床で用いられる陽子線，炭素イオン線はともに，ブラッグピークとよばれる線量分布特性をもっています（p.153図2参照）．異なるエネルギーをもつビームをビーム進行方向（深さ方向）に重ねることで，SOBP（spread out Bragg peak：拡大ブラッグピーク）を形成します．これは，エネルギーによって飛程（p.38）が異なることを利用しています．

　ブロードビーム法では，腫瘍体積全体に対して処方線量が付与可能なSOBPビームを形成し，腫瘍の形状に合わせた照射野形状で照射します．そのため，患者固有のボーラス（深さ方向の調整に使用）と多分割コリメータ（水平-垂直面内の調整に使用）が必要になります（図1）．ブロードビーム法は大きく「2重散乱体法」と「ワブラー法」に分けられます（詳細は第2章，p.85）．ブロードビーム法は，腫瘍の形状に合わせたビームの束を一度に照射するイメージです．

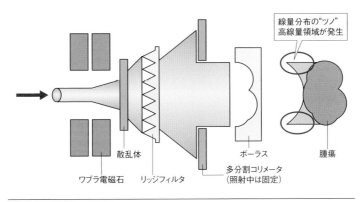

線量分布の"ツノ"
高線量領域が発生

散乱体　　　ボーラス　　　腫瘍

ワブラ電磁石　リッジフィルタ　　多分割コリメータ
（照射中は固定）

図1　ブロードビーム法を用いた腫瘍への線量付与

臨床につなぐ

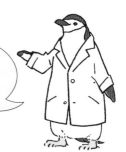

　ブロードビーム法は腫瘍の形状によっては，その手前に不要な高線量部分ができる場合があります．それをクリアにしたものが，次ページのスキャニング法です．

陽子線・重粒子線治療

スキャニング法

たとえば

腫瘍を悪いカニ，放射線（ビーム）をブダイとします．

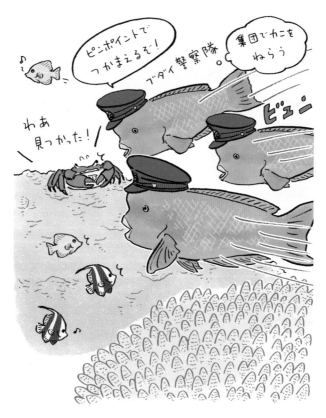

　スキャニング法では，細いビームを高い精度で照射位置制御し，腫瘍体積全体を塗りつぶすように照射します（図1）．ビーム進行方向（深さ方向）に腫瘍を複数の層に分け，レンジシフタ（図2）の使用やエネルギー調整により異なる飛程（p.38）をもつビームを利用します．腫瘍形状に合わせて照射することができ，ブロードビーム法と比較して正常組織への線量を抑えることが可能です．

　ブロードビーム法がビームを大きく広げて照射野形状を形成するのに比べて，スキャニング法は細いビームで腫瘍全体を塗りつぶすことから，ビームの利用効率に優れています．加えて，中性子の発生が抑えられることも特徴の1つになります．腫瘍全体を点のかたまりとみなし，連続的に線量を投与するイメージです．下記の3つに分けられます．

①スポットスキャニング：点ごとに照射を行い，照射点の間は一度ビームを止める

②ラインスキャニング　：ビームを止めずに連続的に走査して照射

③ラスタースキャニング：ビームは止めずに照射点の間を移動させ，点ごとの線量を管理

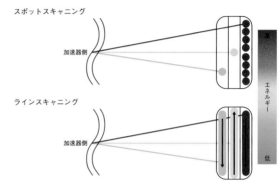

図1　スキャニング法を用いた腫瘍への線量付与
細いビームを高い精度で照射位置制御し，腫瘍体積全体を塗りつぶすように照射する．

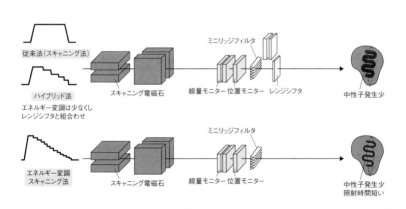

図2　スキャニング照射法
ノズルの構成は，照射野に対する鉛直面内2方向へのスキャニング電磁石，線量モニター，位置モニター，各レイヤに到達する粒子線のエネルギーを調整するためのレンジシフタからなる．炭素線の場合は，非常に細いビームなので，単一エネルギーのビームをレイヤ間隔の幅に広げるミニリッジフィルタ（リップフィルタ）が途中に挿入される．

ホウ素中性子捕捉療法(BNCT)

ホウ素中性子捕捉療法(BNCT)

たとえば

悪い魚をがん細胞,悪い魚だけが食べるエサをホウ素薬剤とします.

ホウ素中性子捕捉療法は,ホウ素を取り込んだがん細胞のみを破壊する治療法です.

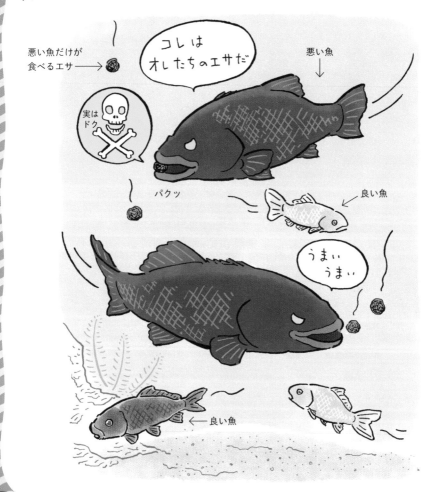

ホウ素中性子捕捉療法(boron neutron capture therapy：BNCT)とは，ホウ素と中性子の核反応($^{10}B+1n \rightarrow ^{7}Li+4\alpha+\gamma$)を利用した治療法です．がん細胞に特異的に集積するホウ素薬剤を点滴して低エネルギーの中性子を体外から照射し，核反応を起こさせることにより治療を行います(図1)．

核反応により生じる粒子線(^{7}Li, 4α)は生物学的効果が高く，飛程(p.38)が細胞の直径程度ときわめて短いため，ホウ素薬剤を取り込んだがん細胞のみを選択的に照射します．そのため，ホウ素薬剤の腫瘍集積性が治療効果を大きく左右します．

現在ではPET(positron emission tomography：陽電子放出断層撮影)検査を利用することにより事前にホウ素薬剤の腫瘍集積性を評価し，治療効果を判定しています．

従来は中性子を利用するため原子炉が必要でしたが，病院にて実施可能な加速器型BNCTシステムの開発が進められています．これまで，脳腫瘍，頭頸部がん，悪性黒色腫に対する治療が報告されており，その線量集中性により照射歴のある再発症例に対する治療も検討されています．

①ホウ素薬剤点滴
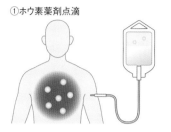

②低エネルギー中性子線照射
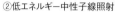
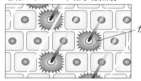

がん細胞

③ホウ素薬剤を取り込んだがん細胞内において核反応
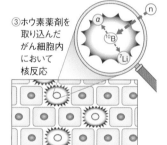

④がん細胞のみを破壊
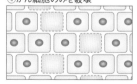

図1　ホウ素中性子捕捉療法（BNCT）
がん細胞に特異的に集積するホウ素薬剤を点滴し，低エネルギーの中性子を体外から照射することにより治療する．

呼吸性移動対策

腫瘍輪郭の描出

たとえば

　イソギンチャクを患者，海中の波を呼吸性移動，クマノミをCT撮影者とします．
　クマノミは，イソギンチャクの腫瘍をうまく撮影して，腫瘍の位置を把握するために下記の3つの方法を使います．
① 1スライスあたり時間をかけてゆっくり撮影する（slow scan CT）
②呼吸の動きの情報と撮影画像の情報を統合する（4 DCT）
③ユラユラゆれる「ユ」と「ラ」それぞれの位置で撮影する（呼気/吸気CT）

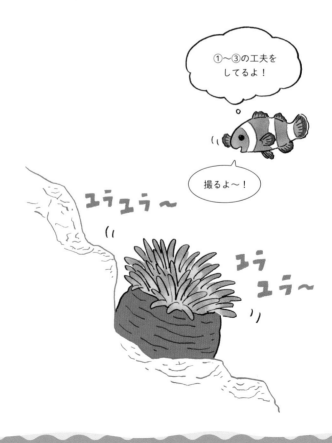

①～③の工夫を
してるよ！

撮るよ～！

ユラユラ～

ユラ
ユラ～

　呼吸性移動を伴う腫瘍に対しては，腫瘍の位置を正確に描出し，かつ移動量を縮小させる工夫が大切です．また，複数回のCT（computed tomography：コンピュータ断層撮影）やX線シミュレータなどを用いた透視画像の利用によって，腫瘍の移動量を測定することと腫瘍位置の再現性を確認することが望まれます．ここでは，腫瘍の位置を描出する手法を紹介します（図1）.

①slow scan CT

　1スライスあたり数秒かけて撮像することで腫瘍を捉える方法です．得られるCT画像は全呼吸位相が重なった画像であり，ある特定の呼吸位相に対して照射を行うことはできません．全呼吸位相のITV（internal target volume：体内標的体積，p.120）を取得することができます．

②4DCT

　CT画像（3次元データ）を呼吸位相ごとに取得することで時間軸（呼吸位相の分割数）を含むデータとなり，これを4DCT（four dimensional computed tomography：4次元CT）とよびます．CT装置と呼吸サイクルを取得する外部マーカーを使用します．取得された呼吸サイクルと腫瘍位置を照らし合わせて画像を再構成することで，呼吸位相ごとに腫瘍位置を捉えることができます．よって，呼吸位相ごとの画像や特定の呼吸位相のITV描出が可能です．

③呼気/吸気CT

　安静時呼気・吸気位相にてCT画像を取得し，それぞれの腫瘍位置とその間を含めることでITVを取得することができます．

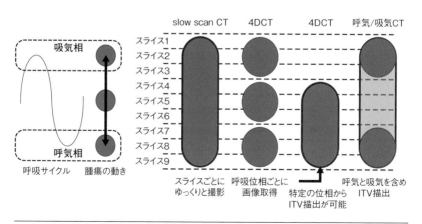

図1　腫瘍輪郭の描出

第4章　放射線の照射法

呼吸性移動対策

照射テクニック

たとえば

　イソギンチャクを患者，海中の波を呼吸性移動とします．それぞれの照射方法を下記にまとめました．

①呼吸同期照射：ゆれの動きにあわせて照射

②追尾照射：ゆれの動きを追いかけて照射

③迎撃照射：狙うべき箇所が通過した瞬間のみ照射

④息止め照射：患者に動きを止めてもらい，照射

⑤腹部圧迫照射：動く部分を押さえて照射

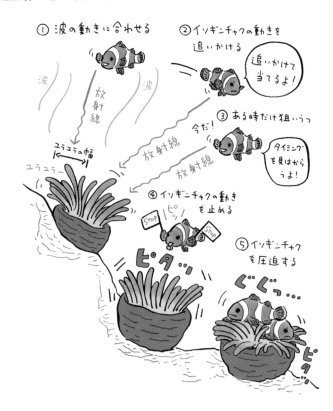

もっと詳しく

呼吸性移動を伴う腫瘍の移動量を縮小させることは，周辺正常臓器への線量を減らすことにつながります．移動量を減らすために，呼吸同期照射や追尾照射，迎撃照射(図1)，息止め照射，腹部圧迫照射などが用いられます．

①呼吸同期照射

4DCT(four dimensional computed tomography：4次元CT)撮影時の呼吸サイクルと同じ位相もしくは同じ振幅に存在する腫瘍にのみ(ある特定の腫瘍位置にのみ)照射していく手法です．

②追尾照射

外部マーカーから得られる呼吸サイクルとX線透視により取得した体内腫瘍位置の相関を用いて，ビーム照射方向を可変させながら照射する手法です．

③迎撃照射

腫瘍近傍に埋め込んだ複数の金属マーカーをX線透視によりモニタリングし，あらかじめ設定した位置にあるときのみ，もしくは通過したときのみ照射する方法です．

④息止め照射

患者の協力のもと自発的に息を止めて(たとえば，深吸気や深呼気)もらい，照射する手法です．

⑤腹部圧迫照射

患者の腹部に圧迫帯を用いて押さえつけることで，呼吸を抑制する手法です．

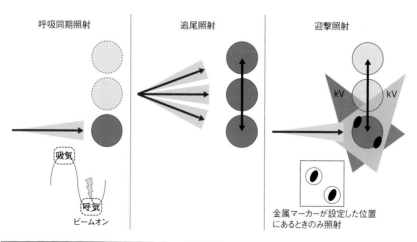

図1　呼吸同期照射，追尾照射，迎撃照射の概念図

呼吸性移動対策

呼吸性移動対策の実際

たとえば

イソギンチャクを患者，海中の波を呼吸性移動とします．

呼吸性移動対策では，下記2点を確認して進めていきます．

① どれだけ波の影響を受けるか評価

② ビームが当たっていることの保証

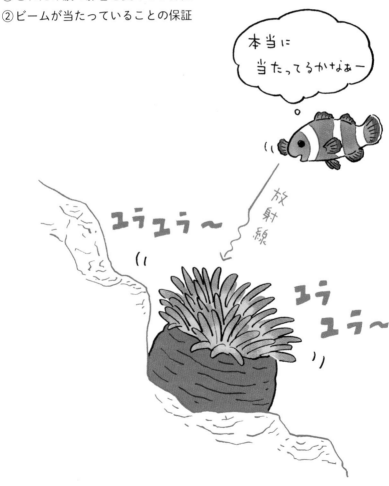

　呼吸性移動対策は，日本医学物理学会など4学術団体の協議により策定した「呼吸性移動対策を伴う放射線治療に関するガイドライン2019」[1]に則り，施行すべきであると考えます．呼吸性移動量を10mm以内に抑えることが目標です．下記の項目が大切になります．

①腫瘍の移動長を評価すること
②治療時に照射範囲内に腫瘍が含まれていることを担保すること

　呼吸性移動対策を施行することにより，照射範囲の縮小や正常臓器の線量低減が可能になります．正確に腫瘍位置を検出し，再現性が担保されたうえで精度よく照射することが重要です．呼吸性移動対策を施行する前に，医学物理士や診療放射線技師が中心となって，自施設にて所有している設備や機器を用いて，精度よく，かつ再現性よく照射ができることを線量検証(コミッショニング，p.190)する必要があります．

第4章 ● 放射線の照射法

臨床につなぐ

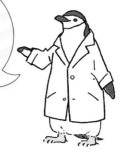

　呼吸性移動対策は診療報酬の加算の対象にもなっています．
　物理的な品質管理はもちろんですが，施設基準には医師，診療放射線技師，品質管理担当の担当者を含めた実施体制も求められます．

引用・参考文献
1) 日本医学物理学会ほか：呼吸性移動対策を伴う放射線治療に関するガイドライン2019

全身照射（TBI）

全身照射（TBI）

たとえば

　放射線をタコスミ，患者をウナギとします．

　体中にある病気のもとをなくすために，体中にタコスミのビームをあてることで治します．ビームが均等にあたらないと，病気のもとがなくならなかったり，ビームによる悪影響が出たりします．

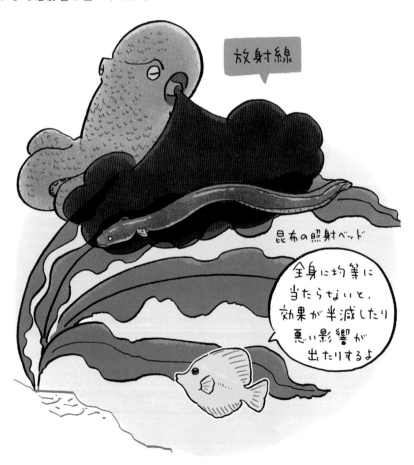

全身照射(TBI：total body irradiation, 図1)は，主として白血病などの造血器腫瘍での造血幹細胞移植の前処置として行われます．その目的は，大量化学療法と組み合わせて白血病細胞などの腫瘍細胞を根絶させることと，免疫を低下させて移植片対宿主病(GVHD: graft versus host disease)を抑えることです．

腫瘍細胞を根絶する方法には，化学療法もありますが，放射線の全身照射は薬剤が行き渡りにくい中枢神経，生殖器や皮膚にも均等に行き渡ることがメリットです．

標準的線量分割は，朝夕の1日2回の3日連続で，正常組織の有害事象を防止する目的で線量率を落として照射しますので1回に約1時間かかります．

照射方法は仰臥位で左右から照射する場合と，側臥位で前後から照射する場合があります．

また，有害事象を防止する目的で，水晶体や肺の前に鉛などの遮蔽体を置いて線量を落とす場合があります．

最近では，トモセラピーを用いて，骨髄により高線量を投与するTMI(total marrow irradiation)も行われています．通常の造血幹細胞移植における骨髄破壊的TBIは毒性が高く，高齢者や併存疾患を有する症例では，治療強度を落とし免疫反応のみを期待した2Gyあるいは4Gy/2回のTBIを行うことがあります．

第4章 放射線の照射法

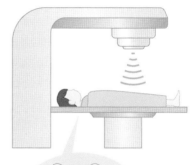

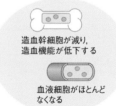

造血幹細胞が減り，造血機能が低下する

血液細胞がほとんどなくなる

図1　全身照射（TBI）

がん情報サイト「オンコロ」：造血幹細胞移植とは.
https://oncolo.jp/cancer/leukemia-hematopoietic_
stem_cell_transplantation(2021年2月15日検索)

TBIは通常の外部照射とは，患者の計測，セットアップ，線量測定，検証の点で大きく異なります．細心の注意を払う必要性と，チーム医療の重要性があげられます．

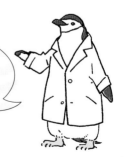

全身照射（TBI）

さまざまな照射法

たとえば

放射線をタコスミ，患者をウナギとします.

① long SSD法：遠くからタコスミを発射することで，ウナギ全体にビームがかかる

② moving table法：ウナギの寝台が動くことで，ウナギ全体にビームがかかる

③ sweeping beam法：タコが首を振ることで，ウナギ全体にビームがかかる

④ ヘリカル照射法（helical tomotherapyによるTMI）：タコがウナギの周りをまわることで，ウナギ全体にビームがかかる

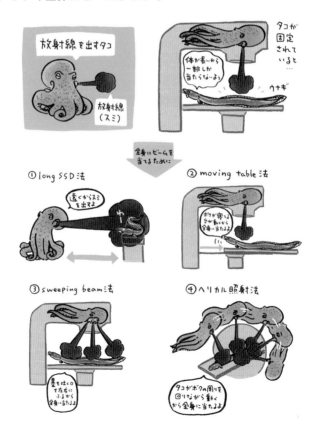

　全身照射では体内に均一に線量が照射されるように工夫する必要があります．一方で放射線治療装置の最大の照射範囲は通常，治療が行われる線源から100cmにおいて40cm×40cmです．効率的に全身に照射するため，次のようにさまざまな照射法があります（図1）．

①long SSD法

　線源から距離〔SSD（source surface distance：線源表面間距離）〕をとって照射可能な範囲を広げる方法です．全国の施設でもっともよく用いられている方法です．距離をとるために水平ビームで照射を行い，左右から均一に線量を投与するために体厚が薄い部分には補償材などを用いて体厚が均一となるような工夫をします．

②moving table法

　照射装置ガントリは固定され，仰臥位の患者を乗せた治療寝台が移動します．

③sweeping beam法

　患者の周囲を照射装置が回転しながら照射を行う方法です．

④helical tomotherapy によるTMI（total marrow irradiation）

　トモセラピーとよばれる照射装置は回転照射しながら寝台も動かすことが可能な治療装置です．強度変調をかけることが容易で，照射の対象となるターゲットは全身の骨髄，リンパ組織，脾臓など他の正常臓器の被ばく線量を低減させながら照射が可能です．

　線量は移植方法によって異なりますが，線量や対象の患者によって白内障，肺炎，不妊の影響を考慮し目や肺，卵巣に対して線量低減のための工夫（鉛ブロックなど）を行う場合もあります．

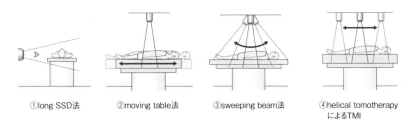

①long SSD法　　②moving table法　　③sweeping beam法　　④helical tomotherapy によるTMI

図1　TBIのさまざまな照射法

（Halperin EC et al（eds）：Perez & Brady's Principles and Practice of Radiation Oncology，Wolters Kluwer，2019）

第4章　放射線の照射法

密封小線源治療

密封小線源治療

たとえば

　線源を魔法の杖とします．腔内照射，組織内照射，モールド照射についてそれぞれ以下に説明します．

①腔内照射：杖を腔内に入れ込む

②組織内照射：杖をできものに直接あてる

③モールド照射：杖を体の表面に直接あてる

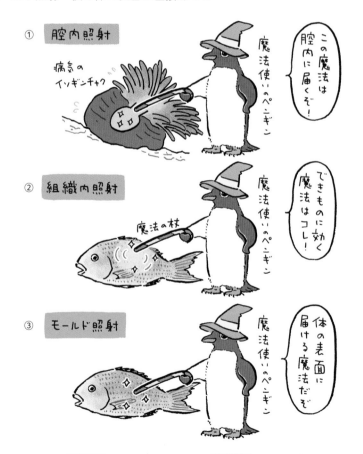

密封小線源治療とは

密封小線源治療は，RI(radio isotope：放射性同位元素)をカプセルや刺入針に密封させた線源を用いて腫瘍に線量を投与する治療法です(図1)．カプセル状線源はRALS(remote after loading system：遠隔操作式後充填密封小線源治療装置)内に格納されており，照射時に輸送ケーブルや専用のアプリケータを介して腫瘍近傍に移動します．外部照射法と異なり腫瘍近傍に放射線源を留置するため，急峻な線量勾配を実現し，腫瘍近傍の正常組織の線量を低減することができます．

種類

子宮，腟，食道，気管支などの体腔内にアプリケータを介して線源を輸送する腔内照射，前立腺，乳房，舌などの組織に針を刺入し線源を輸送する組織内照射，皮膚，口腔底，頬粘膜などの体表に線源を貼付するモールド照射に大別されます．また，線源を一時的に挿入する方法と永久に挿入する方法にも分けることができます．

使用される放射性同位元素

複数ありますが使用頻度の高いものは高線量率核種の^{192}Ir(イリジウム192，半減期：73.8日，平均エネルギー：380 keV)，低線量率核種の^{125}I(ヨウ素125，半減期：59.4日，平均エネルギー：28 keV)等があります．わが国では一次挿入に高線量率核種を，永久挿入では低線量率核種を使用することが一般的です．

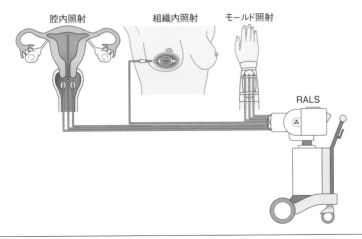

図1　密封小線源治療
RIをカプセルや刺入針に密封させた線源を体内に留置したり，体表に貼付する．

密封小線源治療

治療計画，IGBT

たとえば

　線源を魔法の杖とします．アザラシにできたできものに魔法の杖をさすときに，病気の部分にきちんと魔法がかかるように，病気の部分をしっかりとみて，魔法の杖をさす場所を決めたり，魔法が出る量を決めるようにすることにたとえられます．

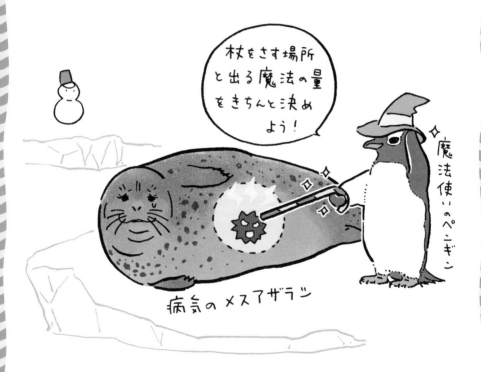

病気のメスアザラシ

　密封小線源治療は，照射ごとに最適な位置へアプリケータを設置し，新たな治療計画を作成するため，子宮などの日間変動が大きな部位に対して有効です．

　婦人科領域における密封小線源治療は伝統的に直交2方向の二次元X線画像を用いた治療計画が採用されてきました。外子宮口位置を基準に2 cm頭側，そこからさらに2 cm体表側のポイントを処方点（A点）としアプリケータとの幾何学的情報をもとに最適化を行うマンチェスター法が用いられてきました。

　近年ではIGBT（image-guided brachytherapy：画像誘導小線源治療，図1）とよばれる手法が普及しつつあります。IGBTではCT（computed tomography：コンピュータ断層撮影）やMRI（magnetic resonance imaging：磁気共鳴画像法）の三次元画像をもとにGTV（gross tumor volume：肉眼的腫瘍体積，p.121），high risk CTV（clinical target volume：臨床標的体積，p.121），OAR（organ at risk：リスク臓器）の輪郭を描出します。high risk CTVのD90が規定の線量以上，OARのD2ccが規定の線量以下となるような最適化が可能となります。そのため，従来法よりも良好な線量分布の作成が可能となりました。

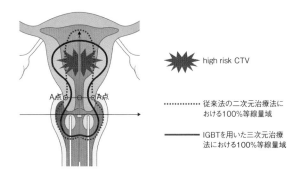

high risk CTV

・・・・・・・・ 従来法の二次元治療法における100%等線量域

―――― IGBTを用いた三次元治療法における100%等線量域

図1　画像誘導小線源治療（IGBT）
CTやMRIの画像をもとにGTV，high risk CTV，OARの輪郭を描出.

小線源治療も外部照射と同様に，CTやMRIを使って3次元的にターゲットやOARを設定して線量計算ができるため，DVH（線量体積分布）の評価が可能で，より正確に線量評価ができるようになりました。

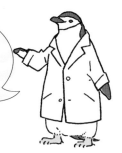

密封小線源治療

密封小線源治療における品質管理

たとえば

線源を魔法の杖とします．品質管理とは病気を治す魔法の杖が，病気のところに正しく留まっているかの位置精度検証，病気のところに決めた時間留まっているかの精度検証をすることです．

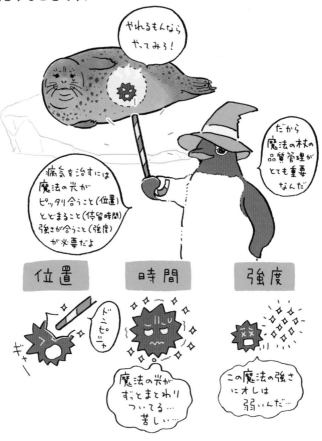

密封小線源治療において線量に大きく影響する要因は線源停留位置，線源停留時間，線源強度になります．

RALS(remote after loading system：遠隔操作式後充填密封小線源治療装置)を用いた治療では品質管理項目として，あらかじめ指定した位置に線源が停留しているか確認をする線源停留位置精度検証(図1①)，あらかじめ指定した時間線源が停止しているか確認をする線源停留時間精度検証(図1②)などが実施されます.

また，線源交換時には線源強度がベンダー提供公称値に対して3%以内の精度で一致しているか校正された井戸型電離箱式線量計を用いて測定をする必要があります(図1③).

RALSを用いた治療は装置が急停止した場合，外部照射装置の急停止とは異なり，線源が患者の体内に留置され意図せぬ大量被ばくを引き起こす可能性があります.装置には緊急時の線源回収機構が備わっていますが，それらの動作確認，また，線源回収機構不具合時の手動線源引き戻し機構の動作確認，線源回収訓練なども重要な品質管理項目となります.

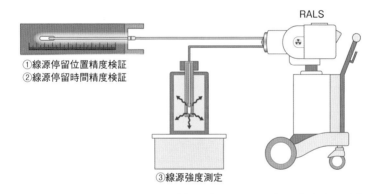

①線源停留位置精度検証
②線源停留時間精度検証

③線源強度測定

図1　密封小線源治療における品質管理
線源停留位置精度検証，線源停留時間精度検証，線源強度測定に加え，装置が故障・緊急停止した場合に備えた対応の確認，訓練などを行う.

内用療法（非密封小線源治療）

RI内用療法

たとえば

　RIを組み込んだ薬を小さな光る生き物とします．患者さんをラッコとします．この薬を飲むと，しばらくの間，ラッコの身体から放射線が放出されます．

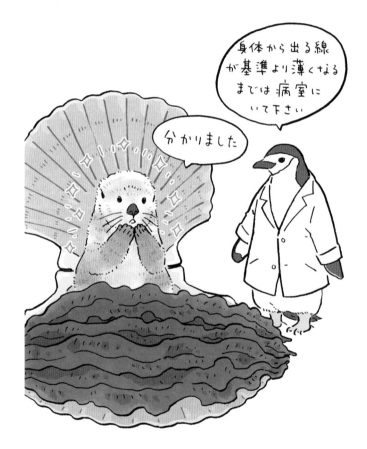

　体内に投与したRI（radio isotope：放射性同位元素）やこれを組み込んだ薬剤を用いた放射線治療で，核医学治療，RI内用療法，RI治療ともよばれます．

外部照射との違いは外部の線源から照射する治療ではなく体内のRIより照射を行うため限局的な治療であり，正常臓器の無用な被ばくを抑えることも可能な点です.

RI内用療法に利用可能な放射線は β 線， α 線などであり，使用される放射線同位元素の特性は表1のようになります.

表1　RI内用療法で使用される放射性同位元素の特性

RI	半減期	放出粒子	組織内最大飛程	用途
^{131}I（ヨウ素131）	8.0日	β 線，γ 線	0.8mm	甲状腺
^{90}Y（イットリウム90）	2.7日	β 線	2.8mm	悪性リンパ腫
^{223}Ra（ラジウム223）	11日	α 線	<0.1mm	前立腺

α 線や β 線はとくに飛程（p.38）も短いため，これを放出するRIと薬剤を組み合わせて病変が存在する場所に選択的に集積させて照射を行っています.

遮蔽方法

放出粒子によって飛程や遮蔽方法は異なります．ここでの飛程とは，放射線の半分が止まってしまう距離のことです．これらの放射線に対する遮蔽方法は次のようになります.

①α 線→紙
②β 線→アルミニウム板やプラスチック板など
③γ 線→鉛板など高密度の板

排泄物や唾液などで汚染したオムツなどは放射性廃棄物として処理しますが，遮蔽方法について知ることで事故やトラブルの際に適切に対処ができます.

第4章

放射線の照射法

内用療法（非密封小線源治療）

退出基準

たとえば

RIを組み込んだ薬を小さな光る生き物とします．患者さんをラッコとします．病気を治す薬を飲んだラッコは，身体から出る放射線が基準より薄くなるまで，決まった部屋で過ごします．

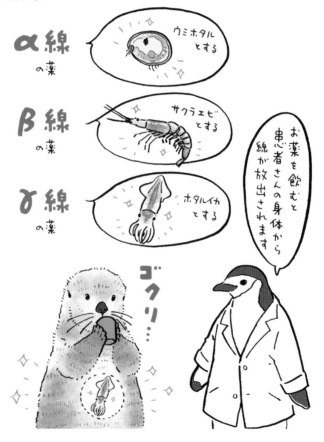

α線の薬　ウミホタルとする

β線の薬　サクラエビとする

γ線の薬　ホタルイカとする

お薬を飲むと患者さんの身体から線が放出されます

ゴクリ…

放射性医薬品による治療を受けている患者は放射線治療病室以外に入院させてはいけません．これは法律（医療法施行規則第30条の15）で定められています．

もっと詳しく

表1に示すように，退出する場合の基準は3つあります．

退出基準は，放射性医薬品により治療を受けている患者を放射線治療病室などから退出させたときの，第三者に与える放射線被ばくの影響を考慮して決められています（図1）．当該患者以外の第三者への被ばく線量に関しては，次のように線量限度，線量拘束値が存在します．

①一般公衆の線量限度：1mSv/年
②病人を訪問する子どもの線量拘束値：1mSv/一行為
③介護者の線量拘束値：5mSv/一行為

表1 退出基準

（1）投与量に基づく退出基準

RI	投与量または体内残留放射能量（MBq）
131I（ヨウ素131）	500
90Y（イットリウム90）	1184

（2）測定線量率に基づく退出基準

RI	患者の体表面から1mの点における1cm線量当量率（μSv/時）
131I（ヨウ素131）	30

（3）患者ごとの積算線量計算に基づく退出基準

RI	投与量（MBq）
131I（ヨウ素131）	1110

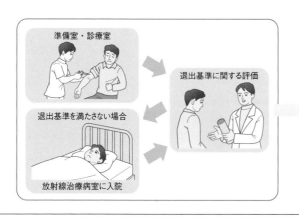
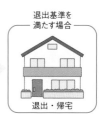

準備室・診療室

退出基準に関する評価

退出基準を満たさない場合

放射線治療病室に入院

退出基準を満たす場合

退出・帰宅

図1 退出基準

（厚生労働省：放射性医薬品を投与された患者の退出基準等について．https://www.mhlw.go.jp/file/05-Shingikai-10801000-Iseikyoku-Soumuka/0000176394.pdfより2021年2月22日検索）

第 5 章
放射線治療の品質管理

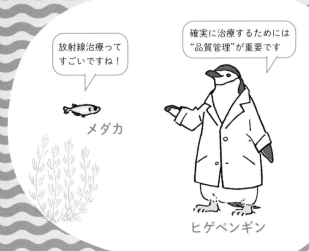

放射線治療って
すごいですね！

メダカ

確実に治療するためには
"品質管理"が重要です

ヒゲペンギン

本章で一緒に学ぶ主な仲間たち

ヤドカリ

身体の大きさに合わせて背
負う貝殻を替える．その様
子が「受け入れ試験」と「コ
ミッショニング」にたとえ
られている．

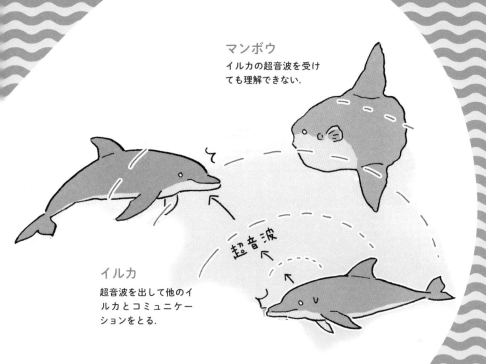

マンボウ
イルカの超音波を受け
ても理解できない.

イルカ
超音波を出して他のイ
ルカとコミュニケー
ションをとる.

超音波

イトマキヒトデ
本章に出てくるイトマ
キヒトデは勉強熱心.

学びの
最終章だ！

Here we go！

許容レベルと介入レベル

許容値とレベル

たとえば

　水質が良い海と，水質が悪い海があるとします．魚にとって安全な水質の海は許容レベル，魚が暮らせないほど危険な水質の海は，介入レベルといえます．

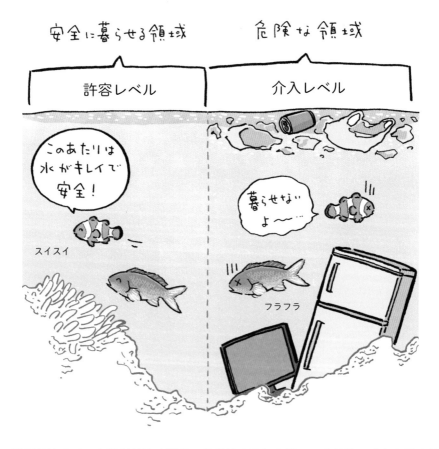

　放射線治療計画や放射線治療機器の品質管理を行う際に，各施設に応じた許容値とレベルを設定する必要があります．

　図1は, 青色の領域は許容レベル, 黄色の領域は介入レベルを示しています. 図中の黒丸はある事象を示しており, その数はその事象の頻度を表しています.

許容レベル

　許容レベルとは,「誤差もしくは偏差として容認できる範囲のこと」で, その範囲を超えると, 是正のための作業が必要となる場合があります. 基本的には, ある事象が発生する確率はきわめて高く, 放射線治療が正常に行われている範囲といえます[1].

介入レベル

　介入レベルとは,「誤差もしくは偏差として容認できない範囲のこと」で, 基本的には, ある事象が発生する確率はきわめて低いため, その範囲を超えた場合, 是正のための作業が必要となります[1].

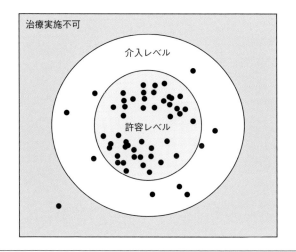

図1　各レベルの模式図
信号機の色にたとえて, 青色は安全, 黄色は注意, 赤色は危険と考えるとわかりやすい.

引用・参考文献
1)IMRT物理QAガイドライン専門小委員会(日本放射線腫瘍学会QA委員会)：強度変調放射線治療における物理・技術的ガイドライン2011
https://www.jastro.or.jp/customer/guideline/2016/10/IMRT2011.pdfより2020年1月5日検索

第5章　放射線治療の品質管理

許容レベルと介入レベル

投与線量の不確かさと空間位置の不確かさ

たとえば

増えすぎた水草をがん細胞，水草の除草剤を放射線とします．

水草を除草するために除草剤を注入します．除草剤の投与量と注入位置について考えましょう．

投与量（投与線量）は，必要以上の水草を除草しない適切な量を計算する必要があります．

投与位置（空間位置）は，除草したい水草だけが除草剤を吸収できる適切な位置を計算する必要があります．

注入するときに，水底にいる生き物の動きや，水槽の水流による影響も考えて，除草剤を投与する量と位置を検討する必要があります．

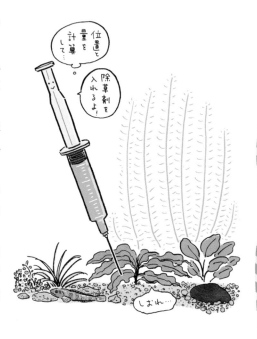

投与線量の不確かさ

放射線治療における最大の目標は，意図したとおりの放射線量を患者（標的）に対して，誤差なく投与することです．しかし，すべての不確かさを除去するのは事実上不可能であるため，発生する不確かさが最小限となるように，品質管理を徹底しなければなりません．

空間位置の不確かさ

放射線治療は，線量分布の空間的精度も重要です．治療計画時の線量分布と実際に投与される線量分布に空間的な相違が発生すると，腫瘍に十分な放射線量を投与できず，正常臓器に不必要な線量を投与してしまう可能性も生じます．

もっと詳しく

　図1は，放射線治療プロセスにおける線量の不確かさについて示しています[1]．放射線治療は，さまざまなプロセスを経て治療が実施されますが，最終的な投与線量の不確かさが5％未満になるように管理されなければなりません．

　そのためには，大きく分けて，治療装置の因子と治療計画装置の因子を考える必要があります．

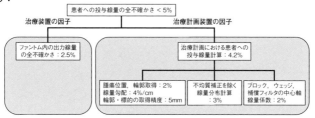

図1　放射線治療プロセスにおける投与線量の不確かさ

治療装置の因子では，治療装置の出力を校正すること（不確かさは2.5％以内），治療計画装置の因子では，治療計画装置が精度よく線量を計算すること（不確かさは4.2％以内）を目標に品質管理を行う必要がある．

(Hanson WF et al：AAPM Task Group No.24. Physical Aspects of Quality Assurance in Radiotherapy 18：73-109, 1984を参考に作成)

　図2は，放射線治療プロセスにおける空間的不確かさを示しており，空間的不確かさは，治療装置の機械的因子と呼吸や臓器移動などの患者因子に分けられます[1]．

　なお，強度変調放射線治療・定位放射線治療などの高精度放射線治療に対しては，さらなる精度が要求されます．

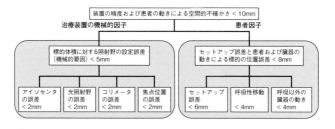

図2　放射線治療プロセスにおける空間位置の不確かさ

治療装置の機械的因子による不確かさは，日々の品質管理により低減させることが可能である．また，患者因子は，患者をしっかり固定し，画像誘導放射線治療装置を利用した照射位置精度を向上させることで，不確かさを低減させることが可能である．

(Hanson WF et al：AAPM Task Group No.24. Physical Aspects of Quality Assurance in Radiotherapy 18：73-109, 1984を参考に作成)

引用・参考文献

1)Hanson WF et al：AAPM Task Group No.24. Physical Aspects of Quality Assurance in Radiotherapy 18: 73-109, 1984

受入試験とコミッショニング

ビームデータ取得

　放射線治療計画装置内に仮想の放射線治療装置を再現することで，線量分布の計算が可能となります．仮想の放射線治療装置から照射される放射線の特性は，実際の放射線治療装置から照射される放射線の特性と同等でなければなりません．放射線の特性を表す項目として，深部線量百分率や軸外線量比，出力係数などの項目を取得しましょう．しかもこれらの項目は，照射野サイズやエネルギーごとに取得しなければなりません．

　放射線の特性を豊かに表現できるように，項目ごとになるべく多くのデータ（仲間）を集めてきましょう．

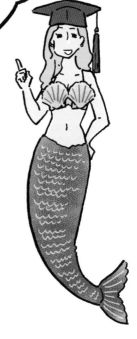

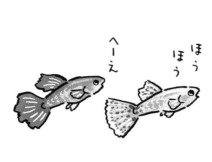

　ビームデータ取得は，リニアック導入時に行われるもっとも重要な測定作業のひとつです．取得したデータは，放射線治療計画装置が線量分布を計算する基礎となります．

　ビームデータ取得精度は，患者へ投与する線量の正確さに直結します．つまり，誤った測定データを使用して治療が行われると，患者へ誤った線量を投与することになり，医療事故につながります．そのため，適切な測定条件のもと，適切な測定器を用いて，適切な方法で，正確にビームデータを取得しなければなりません．

　基本的な取得データとして，深部線量百分率，軸外線量比，出力係数，くさびフィルタなどの器具の補正係数などを，照射野サイズ，エネルギーごとに測定します．これらのデータは基準値として扱われ，この基準値からの変化を確認することが，定期的なリニアックの品質管理では重要となります．

臨床につなぐ

膨大なデータ測定が必要となります．治療開始時期や再測定などを考慮して，余裕をもった測定スケジュール設定や人員配置が重要になります．

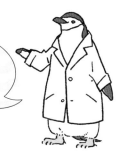

受入試験とコミッショニング

モデリング

　低エネルギーの放射線特性と高エネルギーの放射線特性を表現するとします.

　メダカグループは, 低エネルギー放射線の深部線量百分率や軸外線量比, 出力係数などとし, イワシグループは, 高エネルギー放射線の特性を表現しました.

　このように, 各グループが放射線特性を表現できる形態を成すことを「モデリング」といい, モデリングが完了したら放射線治療計画装置で線量分布が計算できるようになります.

　もし, モデリングに不備があった場合, 誤った線量分布が計算されることになります.

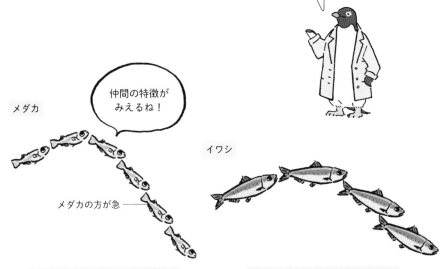

仲間の特徴が
みえるね!

メダカ

メダカの方が急

イワシ

低エネルギー放射線をメダカとする

高エネルギー放射線をイワシとする

　モデリングとは，測定したビームデータ（p.186）を放射線治療計画装置に入力し，そのビームデータを用いて，放射線治療計画装置上で線量計算を実行できるように各種パラメータを調整する作業のことです．この作業により，放射線治療装置のビーム特性や幾何学情報を放射線治療計画装置で表現できるようになります．

　モデリングは，線量計算精度に大きな影響を与えるので，十分な知識と理解のもと，慎重に行わなければなりません．モデリング後は，その精度検証を実施する必要があり，計算結果と測定結果を比較して，放射線治療計画装置が放射線治療装置のビーム特性を表現できていることを確認しなければなりません．

第5章　放射線治療の品質管理

臨床につなぐ

　治療計画装置や線量計算アルゴリズムの種類によって必要なデータが異なりますので，それに応じたモデリングを行う必要があります．

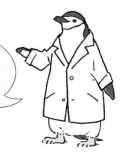

受入試験とコミッショニング

受入試験とコミッショニング

たとえば

　ヤドカリの家が売られているとします．身体が入る場所の大きさは試験して最低保証していますので，売るときもヤドカリが入ってみてちょうど良いことを確かめてから販売します（これが受入試験にあたります）．

　家を買ったヤドカリは，買った家を背負っての歩きやすさを検討したり，海藻の飾りをつけて隠れやすくしたりし調整をします（これがコミッショニングです）．

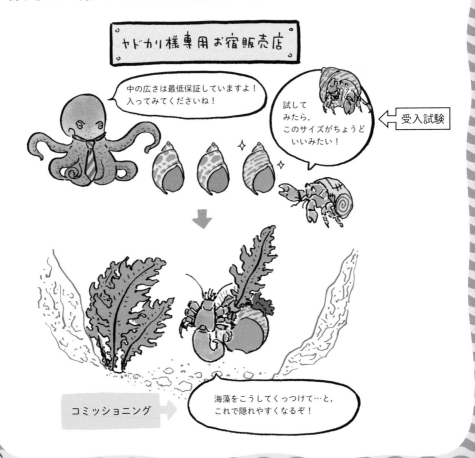

もっと詳しく

受入試験

　受入試験とは，導入する際，ベンダー（販売会社）がユーザーに放射線治療装置や治療計画装置を引き渡すときに満たしておくべき必要最低限の精度（仕様書やマニュアルどおりに稼働することなど）を確認する試験です．

コミッショニング

　コミッショニングとは，放射線治療装置や放射線治療計画装置の性能と測定データの比較，さまざまな条件での精度の評価，またその値は装置がもつ許容範囲内であるかの評価などであり，受入試験だけでは不十分な項目・内容を検証することです[1]．

　コミッショニングの結果，十分な精度が得られない場合は，前項で述べたビームデータの再測定，ビームモデリングの再調整が必要となります．

第5章 ● ● 放射線治療の品質管理

臨床につなぐ

　受入試験やコミッショニングのデータは，日常臨床における放射線治療装置や治療計画装置の品質管理の基準（ベースライン）となります．

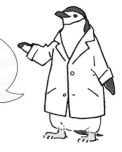

引用・参考文献
1）日本医学物理学会タスクグループ01，日本医学物理学会QA/QC委員会監：X線治療計画システムに関するQAガイドライン，2007
http://www.jsmp.org/wp-content/uploads/vol27sup6_mp.pdf より2020年1月5日検索

受入試験とコミッショニング

MU独立検証

たとえば

　チョウチンから光を発して病気を治してくれるアンコウ先生がいます．光の強度が強すぎても弱すぎても病気を治すことができません．アンコウ先生は治療のたびに光の強度を測定や計算で確認し，正確な治療を心掛けています．

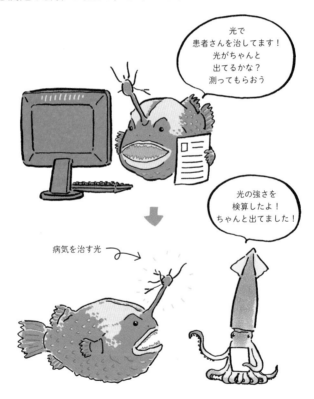

　ここでは，放射線治療計画装置から算出されたMUを光の強度に例えました．MUが正しいかどうかを，自施設内の別の系で検算することをMU独立検証といいます．間違ったMUを照射すると医療事故につながりますので，それを避けるためにMU独立検証が重要です．

もっと詳しく

MUとは

MU(monitor unit)とは，放射線治療装置の出力を表す量です．基準照射野の基準点吸収線量を表し，1 MUを1cGyになるように設定しています．

MU独立検証とは

MU独立検証とは，放射線治療計画装置とは独立したMU計算システムを用いて，同じ患者のMUを計算し，その結果が正しいことを検証することであり，インシデント(p.201図1参照)を防ぐ重要な検証です[1,2]．

ここでの独立したMU計算システムとは，放射線治療計画装置とは別のソフトウェアなどをさします．

第5章 ● ● 放射線治療の品質管理

臨床につなぐ

独立検証用ソフトウェアは，MUを計算するものから，線量分布を計算するものまで多く存在します．線量だけでなく治療計画の細部のチェックにも役立ちます．

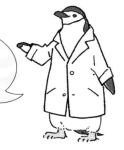

引用・参考文献

1)International Atomic Energy Agency：Lessons learned from accidental exposures in radiotherapy, 2000
2)Ortiz P et al：Preventing Accidental Exposures from New External Beam Radiation Therapy Technologies International Commission on Radiological Protection Publication 112. Ann ICRP 39, 2009, http://www.icrp.org//puplication.asp?id=ICRP%20Publication%20112より2021年3月19日検索

定期的な品質管理

AAPM TG-142とQAプログラム

AAPM TGとは，アメリカの医学物理士などが所属する団体のタスクグループのことです．タスクグループ142の報告書には，さまざまな放射線治療の品質保証とその判定基準が示されています．レポートをふまえて各施設が品質保証を行うためのプログラムがQAプログラムです．

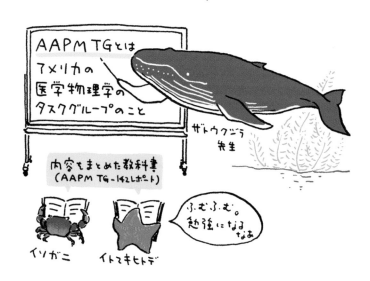

AAPM TG-142

AAPM（American Association of Physicists in Medicine）は，アメリカの医学物理士や医学物理研究者が所属する団体です.

AAPMでは，放射線診断領域から放射線治療領域におけるさまざまなテーマにおいてタスクグループが組織されており，そのグループがテーマに対するレポートを発行しています．これらは医学物理士が参照すべきガイドラインとして，アメリカのみならず世界中で広く読まれており，わが国においても，このAAPMのタスクグループのレポートを手本に，多くのガイドラインが作成されています.

タスクグループレポート142[1]はタスクグループレポート40[2]のアップデート版で，定位手術的照射，体幹部定位放射線治療，強度変調放射線治療，画像誘導放射線治療などの高精度放射線治療技術に対応した放射線治療装置の品質保証の項目，その判定基準などの詳細が述べられており，日本の放射線治療施設の品質管理項目を設定するうえで非常に参考となるレポートです.

QAプログラム

QA（quality assurance）とは，日本語では，品質保証と訳されることが多いです．放射線治療におけるQAの最終目標は，放射線治療部門が統合し全体として機能し，安全に最良の治療が行われることを患者に保証することです[3]．これらを実現させるために，各施設に応じたQAプログラムを立案する必要があります.

具体的には，放射線治療装置のQAに注目すると，AAPM TGレポート142には，放射線治療装置に関する品質保証項目が日ごと，月ごと，年ごとの頻度に分けられており，許容値が設定されています.

AAPM TGレポート142を参考に，各施設が品質，コスト，装置の状態，使用可能なQA機器などを考慮し，治療精度を担保できるようなQAプログラムを作成しなければなりません.

第5章 放射線治療の品質管理

引用・参考文献

1)Klein EE et al：Task Group 142 report: Quality assurance of medical accelerators. Med Phys 36(9)：4197–4212, 2009

2)Kutcher GJ et al：Comprehensive QA for radiation oncology: report of AAPM Radiation Therapy Committee Task Group 40. Med Phys 21(4)：581-618, 1994

3)日本放射線腫瘍学会編：外部放射線治療におけるQAシステムガイドライン2016年版，金原出版，2016
https://www.jastro.or.jp/medicalpersonnel/guideline/qa_guidline2016.pdf より2020年1月5日検索

放射線治療のインシデント対策と質の維持

治療計画

たとえば

　今日は熱帯魚学校の水泳大会です．第1走者のクマノミから第7走者のグッピーまでバトンをつないでいきます．ルールはたった1つ．所定の時間内にバトンを落とさずにつなげていくだけです．ルール違反は即失格となります．各走者は慎重かつ確実にバトンをつないでいく必要があります．

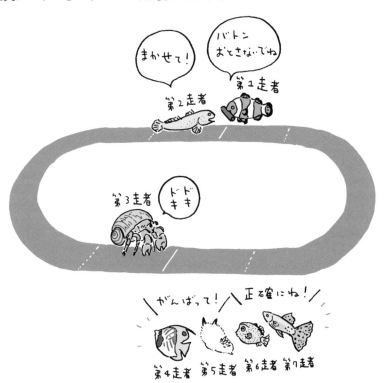

　放射線治療において治療計画は，CT画像取得や輪郭作成など，さまざまな工程で構成されており，いずれの工程もおろそかにできません．この水泳大会でも1つのミスがルール違反につながっており，その様子は治療計画に似ています．

もっと詳しく

放射線治療は，医師によって承認された治療計画に基づいて実施されます．
治療計画は，以下のような複数の工程で構成されています．

①固定具作成
②CT画像取得
③標的体積やリスク臓器の輪郭作成
④照射方向や照射方法の決定
⑤最適化（強度変調放射線治療の場合）
⑥線量計算
⑦治療計画情報の転送

治療計画の品質管理を考える場合，各過程の品質管理を行わなければなりません．WHO（World Health Organization：世界保健機関）の報告によると，治療計画によるニアミスとインシデント（p.201図1参照）の頻度は異なり，誤りのニアミス段階での発見率は，ニアミス全体の7.4%，誤りが看過されたものがインシデント全体の54.8%を占めています（図1）．治療計画の品質管理は，インシデントを防ぐために非常に重要となります．

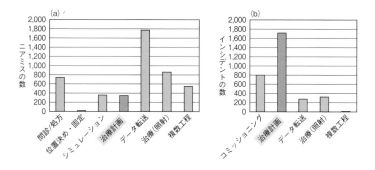

図1　放射線治療分野の発生過程別ニアミスの頻度(a)とインシデントの頻度(b)
治療計画における誤りの発見率は，ニアミス全体の7.4%，インシデント全体の54.8%を占める．

（World Health Organization（WHO）：Technical Manual. RADIOTHERASPY RISK PROFILE, 2008）

引用・参考文献
1）World Health Organization（WHO）：Technical Manual. RADIOTHERASPY RISK PROFILE, 2008

第5章　放射線治療の品質管理

放射線治療のインシデント対策と質の維持

情報伝達

たとえば

　ある地域で海底火山が大噴火したとします．それをいち早く察知したイルカが超音波で仲間に避難するように知らせたので，イルカたちは大事にいたりませんでした．一方，イルカの超音波が聞こえなかったマンボウは逃げ遅れてしまいました．マンボウにもわかるような方法で噴火を知らせてあげれば，大事にいたらなかったでしょう．

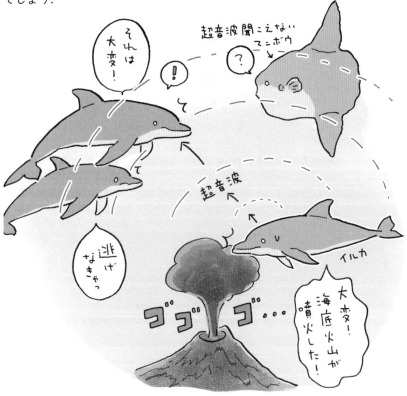

　放射線治療でも重大な事故を未然に防ぐためには，誰にでもわかるような方法で前もって情報を伝達することが非常に重要です．

　放射線治療の現場では，放射線治療医，医学物理士，診療放射線技師，看護師など多くの専門性の異なる職種が連携して，患者へ放射線治療を提供するチーム医療（図1）が実践されています．このような医療現場での情報伝達エラーによるミスに関する多くの報告があります[1]．

　各職種は専門性が高いので，密に職種間でコミュニケーションをとり，情報伝達・共有することは非常に重要となります．また，伝言ゲームにならないように，各職種の役割をプロトコル化・ドキュメント化することで，職種間の情報共有を効率よく行うことが可能となります．同時に，放射線治療RIS（radiology information system，p.124）などを導入することで，職種間情報共有をシステム化することも重要です．

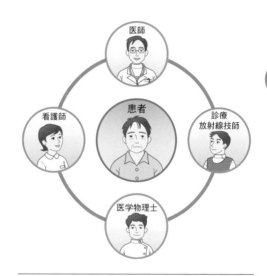

図1　チーム医療

　全職種が参加するミーティングの場を設けて，コミュニケーション・情報共有ができるようにしましょう．何でも議論できる雰囲気作りが大事です．

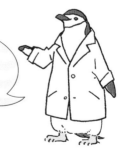

引用・参考文献
1）ASTRO：Safety is No Accident: A Framework for Quality Radiation Oncology and Care，2019
https://www.astro.org/ASTRO/media/ASTRO/Patient%20Care%20and%20Research/PDFs/Safety_is_No_Accident.pdf より2020年1月5日検索

第5章　放射線治療の品質管理

放射線治療のインシデント対策と質の維持

ヒューマンエラー

　放射線治療の現場では，さまざまなヒューマンエラーが発生します.

　たとえば，放射線治療計画装置へのビームデータ処理時に発生するエラー，ビームデータ登録時に発生するエラー，処方線量の単位間違い，分割回数の設定間違い，線量計算用CT画像の取り違え，不適切なリファレンスポイントの設定（照射野辺縁，皮膚直下，高密度物質内など），マージンサイズの設定間違い，電子線治療計画におけるアプリケータサイズの取り違え，ボーラスの設置忘れなどがあります.

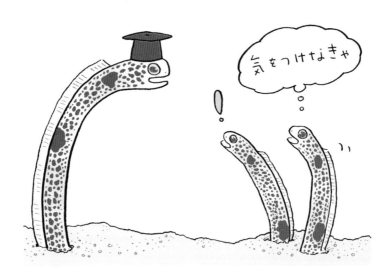

気をつけなきゃ

　ヒューマンエラーとは，人間であれば誰しもが引き起こす可能性のある過誤や失敗のことで，JIS Z8115:2000では，「意図しない結果を生じる人間の行為」とされています．ヒューマンエラーの発生は，個人の能力や経験，コミュニケーション，作業環境によって大きく左右されます．放射線治療全体を見たとき，放射線治療の事故の約60％がヒューマンエラーから発生しており，ヒューマンエラーをいかに減らすかが，安心した放射線治療の提供の鍵になると考えられます[1]．

　ハインリッヒの法則では，1つの重大な事故の背景には29の軽微な事故があり，その背景には，300件のヒヤリハットが存在するとされています[2]（図1）．

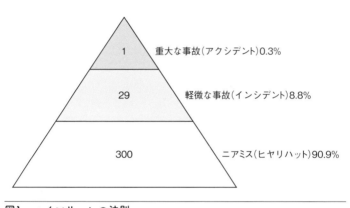

図1　ハインリッヒの法則

臨床につなぐ

　重大なミスにつながるヒューマンエラーは偶発的に起こるのではなく，必然的に起こっているため，事故につながる多くのインシデントやヒヤリハットの報告と分析が必要となります．

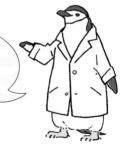

引用・参考文献
1）World Health Organization（WHO）：Technical Manual. RADIOTHERASPY RISK PROFILE, 2008
2）ハインリッヒHWほか，井上威恭監：ハインリッヒ産業災害防止論，第2版（総合安全工学研究所訳），p59-60，海文堂出版，1987

放射線治療のインシデント対策と質の維持

第三者評価

たとえば

線量評価者をアンコウ，放射線発生装置を岩とします．

放射線治療の第三者評価は，出力線量評価のことをさします．第三者評価には「訪問による出力線量の評価」と「郵送による出力線量の評価」があります．

訪問による出力線量評価

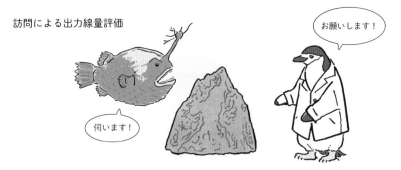

郵送による出力線量評価

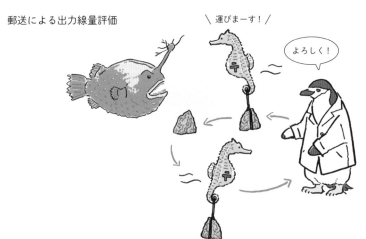

第三者評価は，客観的な質的評価が可能です．また，これまでの取り組みを振り返る良いきっかけにもなります．

もっと詳しく

放射線治療では，治療領域の照射線量，治療用照射装置の出力線量がどの施設でも同一基準であることが治療の基本となります．そのため，放射線治療装置の出力線量を第三者が検証し，患者に投与される放射線量の質を担保するための第三者評価が行われます．

出力線量とは，評価対象となる放射線治療装置から出力される放射線量のことで，一般に水吸収線量のことをさします．第三者評価は，がん診療拠点病院の指定要件，遠隔放射線治療計画の算定要件にもなっており，2019年には「放射線治療における第三者機関による出力線量評価に関するガイドライン2019」が公開されました[1].

第三者評価には「訪問による出力線量の評価（主に，電離箱線量計を使用）」と「郵送による出力線量の評価（主に，ガラス線量計を使用）」があります（表1，p.56）．

いずれの場合でも，評価対象施設の者は第三者出力線量評価認定機関から提示されたプロトコルに従って出力線量を測定し，第三者出力線量評価認定機関の者が出力線量の妥当性を評価します．

表1　第三者出力線量評価認定機関

訪問評価	国立がん研究センターがん対策情報センター
	日本臨床腫瘍研究グループ，放射線治療グループ，医学物理ワーキンググループ
	IROC(Imaging and Radiation Oncology Core)
郵送評価	医用原子力技術研究振興財団
	国立がん研究センターがん対策情報センター
	日本臨床腫瘍研究グループ，放射線治療グループ，医学物理ワーキンググループ
	IROC(Imaging and Radiation Oncology Core)

臨床につなぐ

第三者からさまざまな意見をもらうことで，当事者では気づかなかったことに気づくことができ，より良い治療を提供することができます．

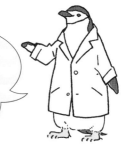

引用・参考文献

1) 日本医学物理学会ほか：放射線治療における第三者機関による出力線量評価に関するガイドライン2019
https://www.jastro.or.jp/medicalpersonnel/guideline/daisanshahyouka20190716.pdfより2020年1月5日検索
2) IROC http://irochouston.mdanderson.org/RPC/home.htmより2020年10月3日検索

INDEX

ま 行

や 行

ら 行

わ 行

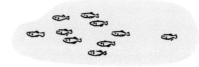

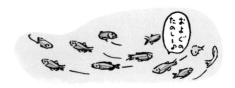

スイスイわかる放射線治療物理学

2021 年 5 月 5 日　　第 1 版　第 1 刷発行

編　著　者	唐澤久美子／西尾　禎治／小澤　修一
発　行　人	小袋　朋子
編　集　人	小林　香織
企 画 編 集	谷口　友紀，黒田　周作
発　行　所	株式会社 学研メディカル秀潤社 〒 141-8414 東京都品川区西五反田 2-11-8
発　売　元	株式会社 学研プラス 〒 141-8415 東京都品川区西五反田 2-11-8
印 刷 製 本	凸版印刷株式会社

この本に関する各種お問い合わせ先
【電話の場合】
● 編集内容については Tel 03-6431-1211（編集部）
● 在庫については Tel 03-6431-1234（営業部）
● 不良品（落丁，乱丁）については Tel 0570-000577
　 学研業務センター
　 〒 354-0045　埼玉県入間郡三芳町上富 279-1
● 上記以外のお問い合わせは学研グループ総合案内 0570-056-710（ナビダイヤル）
【文書の場合】
● 〒 141-8418　東京都品川区西五反田 2-11-8
　　　　　　　 学研お客様センター『スイスイわかる放射線治療物理学』係
　　　　　　　 までお願いいたします．

本文・装幀デザイン：下村　成子
本文イラスト：大崎メグミ，編集協力：佐藤千絵子